Udo Baer
Claus Koch

Corona in der Seele

Was Kindern und Jugendlichen wirklich hilft

Klett-Cotta

Dieses Werk wurde vermittelt durch Aenne Glienke/Agentur für Autoren und Verlage, http://www.aenneglienkeagentur.de

MIX
Papier aus verantwortungsvollen Quellen
FSC® C083411

1. Auflage, 2021

Klett-Cotta
www.klett-cotta.de

Cover: Bettina Herrmann, Stuttgart,
unter Verwendung einer Abbildung von Adobe Stock © rimmdream
Gesetzt von Eberl & Kœsel Studio GmbH, Altusried-Krugzell
Gedruckt und gebunden von CPI – Clausen & Bosse, Leck
ISBN 978-3-608-98086-8
E-Book: ISBN 978-3-608-11832-2
PDF-E-Book: ISBN 978-3-608-20551-0

Bibliografische Information der Deutschen Nationalbibliothek
Die Deutsche Nationalbibliothek verzeichnet diese Publikation in der Deutschen Nationalbibliografie; detaillierte bibliografische Daten sind im Internet über http://dnb.d-nb.de abrufbar.

Inhalt

Einleitung

Ein Lob den Kindern und Jugendlichen, wie sie die Pandemie bislang gemeistert haben! Sie waren und sind diszipliniert, um sich und andere vor Ansteckungen durch das Virus zu schützen. Sie sind mit den Einschränkungen so umgegangen, dass bei den meisten ihre Lebendigkeit und Lebensfreude erhalten blieb. Auch wenn es Schwierigkeiten gab und immer noch gibt, hat die große Mehrheit von ihnen gemeinsam mit ihren Eltern Wege gefunden, sie zu bewältigen. Von einer »verlorenen Generation« oder einer »Corona-Generation« zu reden, wie dies in manchen Medien geschieht, ist deshalb nicht angebracht. Es stimmt schlicht und einfach nicht. Es ist sogar gefährlich, weil die Kinder und Jugendlichen dieser Generation damit stigmatisiert, mit einem Makel behaftet werden. Die große Mehrheit der Kinder und Jugendlichen wird die Pandemie und ihre Folgen mit etwas Unterstützung weiterhin gut bewältigen.

Doch diese Unterstützung brauchen sie. Deswegen werden wir in diesem Buch herausarbeiten, welche Hilfe und Begleitung notwendig ist, warum sie gegeben werden muss und wie sie gegeben werden kann. Möglichst konkret und umsetzbar, für Eltern ebenso wie für pädagogische und andere Fachkräfte.

Für die Mehrheit der Kinder und Jugendlichen reicht diese Unterstützung, für manche aber nicht. Für sie hat die Pandemie negative Auswirkungen und kann andauernde Folgen haben. Wir selbst bekommen dies in unserer täglichen Arbeit mit Kindern und Jugendlichen mit. Aber auch andere Pädagogen, Psychologinnen und Ärzte berichten, dass die Zahl der Kinder und Jugendlichen mit behandlungsbedürftigen seelischen Erkrankungen wie Depressionen, Angststörungen und Essstörungen sowie Suizidversuchen nach Beginn der Pandemie und besonders während des Jahres 2021 sprunghaft angestiegen ist. Ein Befund, der sich ebenso in vielen Studien abzeichnet, die während der Corona-Zeit und danach angestellt wurden. Deswegen brauchen diese Kinder besondere Hilfen. Das betrifft zwar nicht die Mehrheit, aber die erhobenen Daten zeigen, dass mindestens ein Drittel der Kinder und Jugendlichen mehr oder weniger unter den Folgen der Pandemie seelisch gelitten haben, Folgen, die sichtbar bleiben werden. Jedes Kind, das jetzt Hilfe braucht und nicht erhält, ist eines zu viel.

Deswegen ist es notwendig, sich mit den Folgen der Pandemie zu beschäftigen. Denn diese Folgen gibt es und wird es noch lange geben. Wir werden die Folgen in diesem Buch beschreiben und unserer Leserschaft eine Vielzahl von Vorschlägen präsentieren, wie sie als Eltern, Pädagoginnen oder Erzieher ihnen begegnen können. Die meisten dieser Folgen betreffen die seelischen und sozialen Aspekte. Es ist ärgerlich, und wir kommen in diesem Buch mehrfach darauf zurück, wenn es in der öffentlichen Diskussion vor allem um das Nachholen von Schulstoff und um ein zügiges, möglichst geräuschloses »Weitermachen« geht. Ärzte von Kliniken für Kinder- und Jugendpsychiatrie berichten von einer Vervierfachung der Zahl von Kindern und Jugendlichen, die nach Selbstmordversuchen behandelt werden. Solche und viele andere Hinweise zeigen, dass die Pandemiefolgen ernstgenommen werden müssen. Auch deswegen geht es in diesem Buch insbesondere darum, was wir Erwachsenen, ganz gleich in welcher Rolle, für die Kinder und Jugendlichen tun sollten, um den seelischen und sozialen Folgen der Pandemie entgegenzuwirken. Dabei bewegen wir uns auf drei Zeitebenen.

Die erste Ebene ist die Zeit vor der Pandemie. Dabei geht es auch darum, welche Voraussetzungen es braucht, damit Kinder und Jugendliche mit den Problemen, die die Corona-Pandemie für sie mitgebracht hat, gut umgehen können. Im Vordergrund steht hier ihre Fähigkeit, mit dem vorübergehenden Verlust von sozialen Beziehungen angstfrei und angemessen umgehen zu können. Aber auch andere Aspekte werden sichtbar, die Corona wie durch ein Brennglas sichtbar gemacht hat, beispielweise die soziale Situation vieler Familien und die damit verbundene Ungleichverteilung gesellschaftlichen Reichtums. Und wenn 35 % der Schülerinnen und Schüler bereits vor der Pandemie ungern in die Schule gegangen sind, haben die Schulprobleme in und nach der Pandemie nicht nur mit den Corona-Erfahrungen, sondern mit dem System und den Strukturen der Schulen zu tun. Die Pandemie hat alles, was war, offen gezeigt und verstärkt, auch die Probleme in den Schulen und deren Auswirkungen auf die Kinder und Jugendlichen.

Die zweite Zeitebene ist die, in der wir dieses Buch schreiben. Es ist der Frühsommer und Sommer des Jahres 2021. Die dritte Pandemiewelle läuft aus, aber die Pandemie ist noch vorhanden. Wir beobachten genauer, welche Folgen in den letzten eineinhalb Jahren Corona gezeigt hat, was den Kindern und Jugendlichen fehlte und fehlt, was ihnen zu viel zugemutet wurde, was zu kurz kam und was ungelebt bleiben musste. Es ist noch nicht die Zeit »nach« Corona, doch wir können beobachten, dass manche Kinder in der Pandemie seelisch und in ihren sozialen Bezügen »stecken bleiben«. Wenn wir die Auswirkungen der Pandemieerfahrungen beobachten, sehen wir auch hier, dass bei manchen Kindern und Jugendlichen relativ schnell den Folgen entgegengewirkt werden kann, während bei anderen die Auswirkungen sich vertieft haben und sie längerfristige Begleitung benötigen.

Die dritte Zeitebene ist die, in der das Buch erscheint und seine Leserinnen und Leser erreicht. Wir wissen nicht, ob zu dem Erscheinungstermin im Herbst 2021 eine vierte Welle ausgebrochen ist oder sich abzeichnet, oder dies nicht der Fall ist. Was wir wissen ist, dass mit dem Abflachen der Pandemie die Folgen für viele Kinder und Jugendliche nicht einfach »vorbei« sind oder sich synchron zur Pandemie verringern. Die Kinder und Jugendlichen brauchen schnell Unterstützung. Wir können und wollen nicht darauf warten, bis ein oder zwei Jahre nach der Pandemie die Pandemiefolgen umfassend untersucht worden sind. Die Kinder und Jugendlichen brauchen schneller Hilfe – jetzt, sofort, in den nächsten Wochen und Monaten. Dabei werten wir eigene Erfahrungen der therapeutischen und pädagogischen Arbeit mit Kindern und Jugendlichen aus und ebenso wissenschaftliche Studien. Uns ist es wichtig, in diesem Buch über die zahlreichen journalistischen Artikel hinauszugehen, die die Probleme und das Leiden während der Pandemie beschreiben. Wir wollen die Probleme und Schwierigkeiten einordnen, um ein tieferes Verständnis zu gewinnen, und wir wollen möglichst konkrete Hilfestellungen vorstellen, die sinnvoll, notwendig und umsetzbar sind.

Zum Aufbau des Buches: Wir beginnen mit den Betroffenen selbst, mit den einzelnen Kindern und Jugendlichen: So stellen wir in Kapitel 1 ihre Erfahrungen und Probleme während der Pandemiezeit vor und nähern uns ihnen in jeweils drei Schritten: Verstehen – Erklären – Helfen. Da es keine Patentrezepte gibt, die für alle gelten, sind es zwölf unterschiedliche Kinder, Jugendliche und junge Erwachsene. In den Kapiteln 2 und 3 ordnen wir die verschiedenen seelischen und sozialen Pandemiefolgen in einen theoretischen und praxisbezogenen Kontext ein und ziehen daraus Schlussfolgerungen für die Unterstützung von Kindern und Jugendlichen und jungen Erwachsenen. Dabei ist es uns wichtig zu verstehen, warum und unter welchen Voraussetzungen die Pandemieerfahrungen je nach Alter nachhaltig wirken können. Wir beobachten, wie Kinder, Jugendliche und junge Erwachsene die Corona-Zeit aus ihrer Perspektive erlebt haben und mit welchen Folgen. Die in vielen Studien genannten Symptome und ihre Entstehung kommen dabei ebenso zur Sprache wie die unterschiedliche Art und Weise, wie Kinder, Jugendliche und junge Erwachsene diese Zeit erlebt haben, als Corona ihr Leben maßgeblich bestimmte. In den Kapiteln 4 und 5 folgen Gedanken zur Bedeutung des Spiels und des schulischen Lernens auch nach der Corona-Zeit. Das Kapitel 6 widmet sich in besonderer Weise den Gefühlen von Kindern und Jugendlichen und dem ungelebten Leben vor allem während des Lockdowns.

Im Institut für soziale Innovationen (ISI) und im Pädagogischen Institut Berlin (PIB) wurden »Kreative Stärkungsgruppen« entwickelt und erprobt. Im 7. Kapitel stellen wir eine Vielzahl kleiner Aktionen aus diesen Gruppen vor, die in jeden anderen Kontext übernommen werden können. Schließlich geben wir in Kapitel 8 weitere, ganz konkrete Tipps und Empfehlungen, die die Kinder und Jugendlichen betreffen, aber auch die Selbstfürsorge der Eltern und anderer Erziehender. Der Anhang enthält eine zusammenfassende Betrachtung der Studien und einige weiterführende Beiträge aus den Medien.

Ob Sie das Buch von vorne bis hinten lesen oder an irgendeiner Stelle beginnen, die Sie gerade interessiert, und dann weitergehen, ist zweitrangig. Wichtig ist, dass Sie sich mit dem Thema beschäftigen – im Interesse der Kinder und Jugendlichen, im Interesse unserer Gesellschaft und unserer Zukunft. Wir hoffen, dass unser Buch Ihnen und den Kindern und Jugendlichen hilft, die Pandemiefolgen besser zu verstehen und zu überwinden.

Ergänzungen, Kritik, Fragen und andere Rückmeldungen lesen und beantworten wir gerne. Bitten senden Sie diese an:
info@paedagogisches-institut-berlin.de

Udo Baer und Claus Koch
Juli 2021

KAPITEL 1

Zwölf Einzelschicksale, die für viele stehen

Mirkos Angst (12 Jahre)

Verstehen

Mirko ist zwölf Jahre alt. Er war immer ein guter Schüler und beteiligte sich eifrig am Unterricht. Als es in seiner Klasse eine Gruppenteilung im Präsenzunterricht gab, genoss er es anfangs, weil er so mehr Raum für sich und seine Fragen bekam. Er bedauerte aber, dass er seinen besten Freund in der Klasse nicht mehr sehen konnte, da dieser der anderen Gruppe zugeteilt war. Dann war der Unterricht wieder »normal« und konnte wieder »wie früher« durchgeführt werden. Mirko war froh, seinen besten Freund wieder im Unterricht und in den Pausen zu sehen.

Doch im Laufe der Zeit fiel der Klassenlehrerin auf, dass Mirko sich im Gegensatz zu früher kaum noch am Unterricht beteiligte. Sie versuchte, ihn mehr einzubeziehen, doch auf ihre Fragen gab er nur einsilbige Antworten. Sie bat ihn zu einem Einzelgespräch und fragte ihn, was denn los sei, doch Mirko zuckte nur mit den Schultern. Er fand keine Worte, so sehr sich die Lehrerin auch bemühte.

Sie suchte das Gespräch mit den Eltern, doch auch diese waren ratlos. Sie hatten ebenfalls bemerkt, dass sich Mirko verändert hatte und sehr viel zurückhaltender geworden war, ja, fast ängstlich wirkte. Sie fanden keine Erklärung. Die Eltern und die Lehrer machten sich Sorgen um Mirko. In einem Gespräch der Lehrerin mit Mirkos älterer Schwester, die die gleiche Schule besuchte, stellte sich heraus, dass nach Meinung der Schwester Mirko »ziemlich große Angst« habe. Dies war nun ein Ansatz, um sich Mirkos verändertem Verhalten anzunähern.

Mirko hatte immer schon dazu geneigt, ängstlich zu sein. Doch die Ängste waren nie so groß, dass sie über den Familienkreis hinaus deutlich wurden und Mirkos Verhalten prägten. Wie bei vielen Phänomenen hat die Corona-Zeit das, was in Mirko vorhanden war, bei ihm und vielen anderen Kindern verstärkt. Die Ängste wurden stärker und deutlicher.

Mirko liebte seinen Opa sehr. Während der Pandemie hatte er um ihn Angst, da er an einer chronischen Herzkrankheit litt. Er fürchtete, dass er ihn anstecken könnte oder dass der Opa von jemand anderem mit Covid-19 infiziert und sterben würde. Diese Angst Mirkos weitete sich auf Eltern und Geschwister aus. Da seine Angst keine Worte fand und Mirko nicht in der Lage war sie auszudrücken, beeinflusste sie ihn immer mehr und führte zu einer ängstlichen Grundgestimmtheit und einem Rückzug in seinen lebendigen Kontakten.

Erklären

Kinderängste sind weit verbreitet. Es braucht keine Pandemie, um sie zu schaffen. Meist kommen sie und gehen sie wieder. Doch solche weltweiten Ereignisse wie die Corona-Pandemie können solche Ängste massiv verstärken und zu Verhaltensänderungen führen.

Vom Kern her sind Ängste für Kinder wie für Erwachsene nützlich. Wer Angst hat, von einem Auto überfahren zu werden, das auf der Straße daherbraust, wird anhalten und warten, bis die Fußgängerampel auf Grün schaltet. Diese Angst ist genauso nützlich wie die Furcht, sich zu verbrennen, wenn man einen heißen Topf anfasst. Ängste haben den Sinn, uns Menschen zu schützen und vor Schaden zu bewahren. Insofern hatte die Angst, andere Menschen anzustecken oder von anderen infiziert zu werden, den Sinn, Abstandsregeln einzuhalten, Hände zu waschen und Masken zu tragen. Problematisch werden Ängste, wenn sie bleiben, auch wenn der Anlass nicht mehr besteht oder wenn sie überhandnehmen und das Verhalten von Kindern wie Mirko zu prägen beginnen. Dann schränken sie die Lebendigkeit und die Lebensmöglichkeiten eines Kindes ein. Das lebendige Pulsieren in der Begegnung mit anderen Menschen gelingt nur noch mit großer Anstrengung. Angst macht eng.

Dabei spielen zwei wesentliche Faktoren eine Rolle. Der erste besteht darin, dass Ängste Atmosphären bestimmen können. Das hat Mirko erfahren. Die Angst vor Corona-Ansteckungen beeinflusste die Atmosphäre im Elternhaus und in der Öffentlichkeit. Jede Nachrichtensendung im Fernsehen handelte von den Corona-Bedrohungen. Schreckliche Bilder wurden gezeigt. Das Internet war ebenso voll davon wie die Überschriften der Zeitungen. Auch viele Gespräche im Elternhaus drehten sich darum. Thema der Unterhaltungen waren allerdings nicht so sehr die Ängste, sondern die Bedrohungen, die die Pandemie hervorrief. Irgendwann wurde die Atmosphäre von Angst gezeichnet, die Ängste »lagen in der Luft«. Solche Atmosphären verstärken die individuellen Ängste aller Beteiligten, Erwachsener wie Kinder oder Jugendlicher. Mirkos Ängstlichkeit wurde dadurch stärker, und sie fokussierte sich auf einen konkreten Inhalt: die Angst um seinen Großvater und schließlich auch um seine Eltern und Geschwister. Mirko konnte alleine nichts dafür tun, diese Ängste zu verringern und die Eltern und den Großvater vor drohender Krankheit und Tod zu bewahren. Er fühlte sich ohnmächtig und wirkungslos. Hinzu kam, dass er den persönlichen Kontakt zum geliebten Großvater, von gelegentlichen Anrufen abgesehen, abbrechen musste, was seine Ängste und die damit verbundenen Fantasien steigerte.

Ein zweites Element, das das Entstehen und die Entwicklung von Kinderängsten beeinflussen kann, ist die Art und Weise, wie darüber kommuniziert wird. In Mirkos Familie wurde viel über Corona gesprochen, doch nie über die Angst. Das war schon vor der Pandemie so, dass über Gefühle zu reden nicht »in« war. Mirko war mit seinen Ängsten immer allein geblieben. Vor allem hatte er keine Vorbilder, über Ängste zu reden. Der Vater war so erzogen worden, dass Männer keine Ängste haben dürfen, denn Angstgefühle wurden in seiner Herkunftsfamilie als Schwäche bewertet. Die Mutter litt unter Schlaflosigkeit, was vermutlich auch Ausdruck ihrer Ängste war, aber sie sprach nicht darüber. Es fehlten deshalb Vorbilder, über seine Ängste zu reden, und es mangelte an Orientierungen, wie mit Ängsten produktiv umgegangen werden kann. All das verstärkte seine Ängste und infolgedessen seinen Rückzug. Seine Schwester spürte manchmal, dass Mirko Angst hatte, aber auch die Geschwister redeten nicht darüber.

Also verstärkten sich Mirkos Ängste nicht nur, sondern blieben, auch als er wieder Kontakt zum Großvater haben konnte und die akute Gefahr vorüber war.

Helfen

Covid-19 ist ein Virus, das einerseits kaum greifbar oder sichtbar ist, andererseits tödliche und andere gravierende Folgen haben kann. Das macht Angst, und das ist normal. Kinder wie Mirko brauchen es, dass dieses Gefühl offen ausgesprochen und geteilt wird. Wenn Ängste tabuisiert oder verschwiegen werden, dann gewinnen sie an Kraft und nisten sich in den Seelen und dem Verhalten der Kinder ein. Deswegen ist es sinnvoll, wenn Eltern, Großeltern, Lehrerinnen und andere Erziehende über ihre Ängste reden und so Vorbild für die Kinder sind, dass man Angst haben darf und diese ausdrücken kann, ohne dafür ausgelacht oder »schräg angesehen« zu werden.

Wenn Kinder Ängste haben, hilft es, sie möglichst zu konkretisieren. Die allgemeine Angst vor »dem Virus« bleibt diffus. Wenn wir Erwachsene mit Kindern und untereinander darüber reden, wovor denn das Kind konkret Angst hat, dann kommt man auf solche Themen wie den möglichen Tod des Großvaters. Darüber kann man reden, wobei zwei Elemente besonders wichtig sind: Das erste Element besteht darin, dass bei einer Ansteckung der Großvater und andere Menschen eine möglichst schnelle und möglichst gute ärztliche Versorgung benötigen. Man kann dem Kind zeigen, wo das nächste Krankenhaus ist, wie der Hausarzt heißt und ihm deutlich machen, dass der Großvater und die anderen Verwandten die Anzeichen einer Corona-Ansteckung kennen und möglichst schnell den Arzt informieren. Das zweite Element ist die Ansteckung selber. Auch Mirko tut etwas dafür, dass der Großvater nicht angesteckt wird, indem er den persönlichen Kontakt unterbrochen hat und sich auf telefonische und gelegentliche Zoom-Kontakte beschränkt. Der Großvater selbst und seine Frau meiden Kontakte, andere gehen für sie einkaufen. Sie halten sich aufgrund ihrer Gefährdung sehr zurück, um die Ansteckungsgefahr zu minimieren.

Über solche Aspekte mit Mirko und anderen Kindern zu reden, wäre für Mirko in der Pandemie eine konkrete Hilfe gewesen. Kinder fühlen sich dann nicht mehr »dem Virus« hilflos ausgeliefert, sondern sie können die Gefahr konkreter erfassen. Je konkreter dies geschieht, desto eher kann das Kind auch Möglichkeiten sehen, etwas zu tun oder etwas zu vermeiden. All diese Tätigkeiten sind keine hundertprozentige Garantie dafür, dass die Ansteckung verhindert wird, aber die Chancen einer Ansteckung werden dadurch deutlich geringer. Dies ist auch der Boden, auf dem sich Erwachsene und Kinder miteinander austauschen können, wie sie jeweils gemeinsam und individuell auf ihre Ängste und die Bedrohungen reagieren. Man kann über Hygienekonzepte, Kontakteinschränkungen und anderes reden und sich gleichzeitig darüber verständigen, dass die Bedrohung trotzdem existiert und die Ängste vorhanden sind und vorhanden sein dürfen.

Doch was kann man tun, wenn wie bei Mirko die Angst über die Pandemie hinaus bleibt und sich sogar verstärkt hat?

Das Wichtigste ist, die Angst zu erkennen und ernst zu nehmen. Wenn sich Ängste verfestigen, hilft es nicht zu sagen: »Das wird schon wieder«. Eine Angst, die unerkannt in einem Kind schlummert, kann wenig Hilfe erreichen. Deswegen ist es überaus wichtig, dass in den Familien und auch in den Klassen und Kita-Gruppen ein Klima geschaffen wird, dass das Vorhandensein und Zeigen von Ängsten erlaubt und fördert. Ängste haben einen schlechten Ruf. »Angsthasen« werden häufig verspottet. Dem entgegenzuwirken hilft den Kindern.

Die zweite elementare Hilfe besteht darin, die Angst zu teilen. Wenn Ängste nicht nur allein gespürt und getragen, sondern mit anderen Menschen geteilt werden, verringern sie ihre Kraft. Wenn Kinder Angst haben – besonders Jungs –, dann schämen sie sich oft, von der Angst zu erzählen. Deswegen müssen Erwachsene den Anfang machen. Nicht, indem sie jede Stunde die Kinder nach ihren Ängsten fragen, sondern indem sie von ihren eigenen Ängsten erzählen. Nicht alles, aber wenigstens ein bisschen. Das macht Mut und öffnet die Türen. Kinder brauchen Vorbilder, auch darin.

Dann kann gemeinsam danach gesucht werden, was Kindern wie Mirko hilft, ihre Ängste abzubauen. Was schafft Sicherheit? Was bietet Halt und Geborgenheit? Oft steht nach unseren Erfahrungen am Anfang, von den Ängsten der Corona-Zeit zu berichten. Sehr hilfreich ist es, gemeinsam nach »Angstfressern« zu suchen. Angstfresser sind Symbole oder symbolische Handlungen, die die Ängste verringern. Eine Mutter erzählte, dass sie, wenn ihre Angst zu groß wird, eine bestimmte Musik hört. Die Tochter nahm dies als Anregung, ebenfalls eine Angstfresser-Musik auszusuchen – natürlich eine völlig andere als die der Mutter. Manche Kinder malen Anti-Corona-Monster oder »Angstfresserchen«. Das sind Wesen, die sich von Ängsten ernähren.

Wenn all das nicht ausreicht, ist die Teilnahme an Förder- bzw. Stärkungsgruppen sinnvoll (siehe Kapitel 7).

Sarahs Druck (15 Jahre)

Verstehen

Sarah war immer fleißig, auch vor Corona. Die 15-Jährige ging gern zur Schule, war dort oft mit ihren Freundinnen zusammen. Vor zwei Jahren hatte sie sich »unsterblich« in einen älteren Schüler verliebt. Sie schwärmte für ihn wie für einen Popstar – bis sie sah, dass er mit einem anderen Mädchen aus einer höheren Klasse in der Schule »herumknutschte«. Sie war am Boden zerstört, so zumindest erzählte sie es ihrer besten Freundin, doch sie fing sich wieder.

Als sie in den Corona-Zeiten zu Hause vor dem Computer unterrichtet wurde und viele Arbeitsblätter und andere Hausaufgaben selbstständig erledigen musste, gelang ihr das gut. Sie arbeitete konzentriert, ließ sich nicht ablenken. Manchmal musste sie auf ihre elfjährige Schwester aufpassen, aber auch das bekam sie hin. Sarah war für die kleine Schwester ein großes Vorbild. Diese wollte so werden wie sie und versuchte deswegen alles so zu erledigen, wie Sarah es vormachte und auch von ihr verlangte.

Doch allmählich begann Sarah unter Kopfschmerzen zu leiden, die immer heftiger wurden. Mittags musste sie sich manchmal hinlegen, so erschöpft war sie. Es gab Phasen, in denen sie sich entgegen ihrer sonstigen Gewohnheit zu nichts aufschwingen konnte. Nicht mal mit ihren Freundinnen wollte sie chatten, was sie sonst stundenlang getan hatte. Als der Präsenzunterricht in der Schule wieder begann, hatte sie keine Lust mehr, am Unterricht teilzunehmen. Sie war einige Tage krank, ohne körperliche Symptome zu spüren. Sie ging danach wieder zur Schule, nahm aber kaum noch am Unterricht teil und zog sich aus ihren sozialen Kontakten zurück. Die Lehrerinnen und Lehrer waren ratlos.

Solche Stimmungs- und Verhaltensschwankungen treten häufig bei Kindern und Jugendlichen dieses Alters auf. Doch bei Sarah waren sie so extrem und für die Eltern überraschend, dass diese sich Sorgen machten. Sie versuchten sich um Sarah zu kümmern, redeten mit ihr, schlugen ihr professionelle Hilfe vor – doch Sarah wehrte alles ab und weigerte sich, zu einer Beratungsstelle oder in eine Therapie zu gehen. Sie zog sich immer mehr zurück. Ihr Lebensradius engte sich immer weiter ein.

Der Ursprung für dieses Verhalten war im zunehmenden Druck zu finden, den Sarah empfand. Sie hatte sich immer schon zumindest ein wenig Druck gesetzt, um gute Noten zu erreichen und gute Leistungen zu erbringen. Auch ihre Eltern waren sehr leistungsorientiert. Die Mutter war freiberufliche Musikerin, der Vater im mittleren Management eines Softwareunternehmens tätig.

Corona verschärfte alles und intensivierte den Druck. Sarah lernte zu Hause, aber ohne den Ausgleich zu haben, mit ihren Freundinnen zu reden und abhängen zu können. Der Vater war nun meist im Homeoffice tätig, den ganzen Tag zu Hause und brauchte ungestörte Ruhe für seine vielen Telefonate und Online-Meetings. Die Mutter konnte als Musikerin nicht mehr auftreten, weil alle Möglichkeiten, die ihr früher offenstanden, durch Corona versperrt waren. Dadurch fielen die Einnahmen der Mutter weg und die Familie geriet unter wirtschaftlichen Druck. Der finanzielle Druck war nicht so stark, dass er den finanziellen Boden der Familie bedroht hätte, doch die Mutter machte sich Sorgen um ihre weitere Karriere als Musikerin, was ihre wirtschaftliche Verunsicherung verstärkte. Sie konnte kaum zu Hause üben, weil der Vater und die Kinder im Homeoffice bzw. Homeschooling Ruhe brauchten. Auch das vertiefte die Sorgen und Ängste der Mutter. Als Sarah wieder in den Präsenzunterricht ging, wurde der Druck noch größer. Die Eltern erwarteten von ihr, alles aufzuholen, was sie an Lernstoff versäumt hatte, und der Druck, gute Noten zu erbringen, wuchs ins Unermessliche. Darauf reagierte sie mit Kopfschmerzen und Rückzug.

Erklären

Wenn Kinder unter Druck geraten, führt das zu Rückzug und Vereinzelung. Fast immer können sie den Druck, den sie empfinden, anderen nicht mitteilen und nicht teilen. Der Druck macht dann atemlos, kann die Lebenslust deutlich verringern. Die Pandemieerfahrungen verstärken auch hier das, was vorher als Leistungsdruck schon vorhanden war. Der Druck auf das einzelne Kind oder die einzelne Jugendliche muss sich gar nicht massiv erhöhen, aber der Ausgleich fällt oft weg oder verringert sich zumindest. Ein solcher Ausgleich ist die Kameradschaft mit anderen Kindern oder Jugendlichen, es sind sportliche Aktivitäten, Spiele, Ausflüge: druckfreie Zonen. Die Balance zwischen Druck und dessen Gegenteil wird gestört. Hinzu kommt, dass die Pandemie in vielen Familien, aber auch in Klassen und anderen Gruppen, eine Druckatmosphäre geschaffen hat. Nicht nur eine einzelne Person, nicht nur das einzelne Kind oder die einzelne Jugendliche steht unter Druck, sondern mehrere Menschen gleichzeitig. Dieser Druck schaukelt sich dann hoch. In der gesamten Gesellschaft haben Junge wie Alte das Gefühl, das Virus nicht kontrollieren zu können. Das stimmt ja auch. Eine Pandemie ist ein zumindest teilweiser Kontrollverlust. Man versucht dem entgegenzuwirken durch Hygienemaßnahmen, Lockdowns und anderes, doch die Wirksamkeit dieser Maßnahmen ist beschränkt. Das Gefühl des Kontrollverlustes bleibt und erhöht den Druck.

Kinder und Jugendliche saugen die Druckatmosphäre auf. Der Druck, den sie selber mit produzieren und der, von anderen ausgehend, ihren eigenen Druck noch intensiviert, führt häufig zu Folgen wie bei Sarah. Ein Teil der Lebenslust geht verloren. Symptome wie Müdigkeit und Erschöpfung zeigen sich in Kopf- oder anderen Schmerzen. Ständig einem Druck standzuhalten, ist anstrengend, und diese Anstrengung fordert irgendwann ihren Preis.

Sarahs Druck wird besonders durch die Not ihrer Mutter intensiviert. Sarah liebt ihre Mutter und hält es kaum aus, wenn es der Mutter schlecht geht. Wie viele andere Kinder auch will Sarah der Mutter helfen, ihre Not abzuwenden. Doch das kann sie nicht, da scheitert sie. Sie hat sich manches überlegt und unter anderem der Mutter vorgeschlagen, über das Internet Konzerte zu geben. Doch die Mutter sagt, dass sie den persönlichen Kontakt zum Publikum braucht, um gut spielen zu können. Vielleicht ist sie auch zu scheu oder ängstlich, Sarah weiß es nicht. Wenn Kinder merken, dass ihre Eltern in Not sind, bemühen sie sich immer darum, sie zu retten, und übernehmen oft eine Verantwortung dafür, die zu groß für sie ist. Auch Sarah. All das verstärkt ihren Druck.

Helfen

Familien können nicht einfach beschließen, keinen Druck mehr zu haben. Auch Kinder sind in ihrem Leben Druck ausgesetzt und machen sich Druck. Es kommt auf das Maß an und auf die Qualität des Drucks. Zunächst ist es wichtig, dass alle in der Familie und anderswo sich ihres Drucks bewusst werden. Familien – Eltern wie Kinder – sollten sich zusammensetzen und darüber sprechen, was ihnen Druck macht. Das erleichtert und kann schon etwas Druck aus der Atmosphäre nehmen. Es ist überhaupt die Voraussetzung dafür, danach zu suchen, wie der Druck für alle gemeinsam und für jeden einzelnen verringert werden kann. Das gilt nicht für jede Art von Druck, aber sicher für einiges, das belastet.

Alle sollten auch nach etwas suchen, das das Gegenteil von Druck beinhaltet. Deswegen ist es wichtig, dass sich Eltern und Kinder zusammensetzen und auch darüber reden, was ihr individuelles oder auch gemeinsames Gegenteil von Druck ist. Für viele sind das Freude oder Lachen, sind es Zeiten und Tätigkeiten, in denen man sich entspannen kann. Das Gegenteil von Druck ist nicht für alle gleich. Die

Unterschiede sollten respektiert werden. Sarahs Vater brauchte als Gegenteil von seinem Druck, am PC alte und – wie er sagte – »dumme« Computerspiele zu spielen. Die Mutter verstand das nicht: »Du sitzt doch schon den ganzen Tag am Computer! Da brauchst du doch etwas anderes!« Doch für den Vater galt das, was für die Mutter unvorstellbar war. Und umgekehrt.

Manchmal braucht es zwischen Spannung und Entspannung, zwischen Druck und dem Gegenteil Übergänge. Manchmal ist es notwendig, erst einmal zu weinen, um den Druck zu lösen, bevor man wieder lachen kann. Welche Wege da angemessen sind, ist individuell verschieden, da gibt es keine Rezepte. Doch es ist immer sinnvoll, nach dem individuellen Gegenteil von Druck zu suchen. Oft existieren Erwartungen, dass das Gegenteil von Druck darin bestehen müsse, tiefenentspannt in der Hängematte zu liegen und nichts zu tun. Das mag für manche gelten, doch für viele tut es das nicht. Für viele Kinder und auch Jugendliche besteht das Gegenteil von Druck darin, etwas zu tun, zu joggen, Fußball zu spielen, Musik zu machen, zu singen, ein Tagebuch zu schreiben und anderes mehr. Auch solche Aktivitäten können Drucklöser sein.

Hilfreich für viele sind druckfreie Zonen und druckfreie Zeiten. An welchen Zeiten des Tages bzw. an welchen Tagen tue ich nichts für die Schule, nichts für die Arbeit? Wann ist Feierabend? Kinder und Jugendliche können sich solche Zeiten zumeist leicht einrichten, doch wenn der Druck zu groß wird, schwindet diese Fähigkeit und sie brauchen dabei Unterstützung und elterliche Vorbilder, die ihnen so etwas vorleben. Wenn die Eltern auch am Wochenende und abends Mails beantworten und im Homeoffice tätig sind, wie sollen Kinder dann ihre druckmachenden Aktivitäten dosieren können? Sie lernen durch das Verhalten der Eltern, dass sie immer bereit sein müssen, etwas zu tun, und dass berufliche Anstrengung der größte Wert ist.

Familien hilft es häufig, wenn solche druckfreien Zeiten mit gemeinsamen Aktivitäten verbracht werden. Viele haben in den Corona-Zeiten ihre Brettspiele wiederentdeckt, andere unternehmen regelmäßige Spaziergänge, oder sie schauen sich gemeinsam eine Serie an, die sie sonst für »dämlich« gehalten hätten. All das entlastet und verbindet.

Und noch ein wichtiger Hinweis: Gegen Druck hilft Drücken! Ein Mädchen in Sarahs Alter erzählt: »Wenn ich zu sehr unter Druck bin, dann habe ich mir angewöhnt, jemanden zu drücken. Wenn der Druck mehr in der Familie ist, dann bitte ich meine Mutter oder meine Schwester, mich zu drücken und ich drücke sie. Wenn ich Druck in der Schule oder woanders habe, hilft das auch. Manchmal drücke ich auch unseren Hund, der ist groß genug und hat das gern, oder ich drücke meinen alten Teddy. Aber das nur heimlich, wenn es keiner sieht.«

Wenn Menschen andere Menschen drücken, dann entweicht der innere Druck. Er zieht nach außen, kann sich im gegenseitigen Drücken mit anderen verteilen, entladen und so verringern. Gedrückt zu werden und andere Menschen zu drücken ist, wenn es respektvoll geschieht, angenehm und stärkend. Gedrückt zu werden ist das Gegenteil davon, erdrückt zu werden. Wenn keine Menschen da sind, die man gerade drücken kann oder möchte oder die dazu bereit sind, dann hilft es auch, Stofftiere oder sein Haustier zu drücken. Manche Kinder tragen auch einen Stein in der Tasche und umfassen ihn drückend mit ihrer Hand, wenn der innere Druck zu groß wird. Gegen Druck hilft Drücken.

Tims Bauchschmerzen (9 Jahre)

Verstehen

Tim ist neun Jahre alt und wohnt in einem großen Dorf auf dem Land. Er liest nicht nur viel, sondern er behält auch fast alles, was er gelesen hat. Dass während der Lockdown-Zeiten die Schule ausfiel, hat er genossen. Arbeitsblätter durchzuarbeiten und gelegentlich am PC seiner Eltern mit der Lehrerin zu reden oder sich zweimal in der Woche eine Stunde im Klassenverband zu treffen, bereitete ihm keine Mühe. Als der Präsenzunterricht wieder beginnen sollte, reagierte Tim mit Bauchschmerzen. Er klagte und wollte nicht in die Schule gehen. Die Eltern schoben das auf die berühmten »Montagsbauchschmerzen« und suchten eine Erklärung darin, dass Tim so gern liest und sich im Garten aufhält und deswegen keine Lust habe, wieder die Schule zu besuchen. Doch der Widerstand gegen den Schulbesuch hielt an.

Tim war hin- und hergerissen. Einerseits wollte er zur Schule gehen, weil er gerne lernt, und andererseits wollte er nicht, ja, konnte er nicht. Er war in einer Zwickmühle. Wenn die Eltern mit ihm darüber sprechen wollten, begann er hilflos zu weinen. Als die Eltern versuchten, ein Machtwort zu sprechen und zu sagen: »So, heute gehst du in die Schule«, wehrte er sich und wollte lieber zu Hause bleiben. Als die Eltern meinten: »So, dann bleibst du jetzt zu Hause«, war das Tim auch nicht recht und er wollte lieber zur Schule gehen. Diese innere Widersprüchlichkeit lähmte ihn und nervte schließlich die ganze Familie.

Nach einer Woche nahm Tim wieder am Unterricht teil, doch seine Unlust und innere Zerrissenheit blieb. Ihm gefiel wieder der Kontakt zu einzelnen anderen Kindern und er lernte weiterhin gern. Doch er wünschte sich, »dass Corona wiederkommt«, wie er oft sagte. Und manchmal hatte er Bauchschmerzen.

Erklären

Tims Probleme, wieder die Schule zu besuchen, waren weder durch Faulheit noch durch Lernunlust zu erklären. Als die Mutter mit Tim Hilfe in einer Beratungsstelle suchte, wurde durch einige Fragen der Beraterin deutlich, dass es tieferliegende Gründe gab. Tim erwähnte in einem Nebensatz, dass es in der Schule immer so laut sei. Als die Beraterin nachfragte, wurde deutlich, dass Tim schon seit Langem darunter litt. Die Klasse war ihm zu groß und zu laut. Alles strömte auf ihn ein und überforderte ihn. Vor allem in den großen Pausen war der Geräuschpegel für ihn kaum auszuhalten. Er ging oft auf die Toilette und schloss sich dort ein, bis die Pause vorbei war. Der Schul-Lockdown war so für ihn eine Erleichterung. Endlich hatte er Ruhe. Endlich hörte er nur die Vögel im Garten und das Rauschen des Windes.

Tim gehört zu den Kindern, die besonders »dünnhäutig« sind. Jeder Mensch hat die Fähigkeit, etwas in sich hineinzulassen und anderes auszublenden: sinnliche Eindrücke wie Geräusche, Bilder, Berührungen, Gerüche und anderes mehr, aber auch Empfindungen und Atmosphären. Manche Menschen sind in dieser Hinsicht empfindsamer als andere, die eher über eine sogenannte »dicke Haut« verfügen. Diese erhöhte Empfindsamkeit ist einerseits eine Belastung. Sie kann die Konzentration beeinträchtigen und, wenn das, was auf Tim und ähnliche Kinder einströmt, zu intensiv und umfassend ist, wie Gewalt wirken und die Kinder in das Empfinden stürzen, allem anderen ausgeliefert zu sein. Andererseits kann die erhöhte Empfindsamkeit auch einen Vorteil darstellen, insbesondere im Erwachsenenalter. Wer empfindsam ist, kann tiefer lieben und die Gefühle anderer spüren. Das gilt auch für nicht-private intensive Beziehungen zu Menschen, vor allem in bestimmten Berufen, in denen Empathie und eine gute Wahrnehmung erforderlich sind. Zwischen Vor- und Nachteilen eine Balance zu finden, ist für Kinder schwierig. Sie brauchen dabei Unterstützung.

Manche Kinder leiden nicht nur unter ihrer besonders hohen Empfindsamkeit, sondern auch unter den Beschämungserfahrungen, die diese oft nach sich zieht. »Sei doch nicht so empfindlich!«, hören diese Kinder oft. Sie versuchen dann, ihre Empfindsamkeit abzustellen, aber das gelingt nicht oder nur um den Preis der Abtötung ihrer Gefühle. Solche Sätze werten Kinder und Jugendliche ab. Dies hat zur Folge, dass sich viele dieser Kinder für »falsch« halten. Wer oft hört, dass er falsch ist, glaubt dies irgendwann. Solche Beschämungserfahrungen können die Empfindsamkeit verstärken und vor allem das Leiden an einer Empfindsamkeit. Es ist deswegen notwendig, dass Eltern und andere Erziehende solchen Beschämungen in jeder Form entgegentreten und sich parteiisch gegenüber empfindsamen Kindern wie Tim verhalten.

Helfen

Die wichtigste Hilfe für Kinder wie Tim besteht darin, dass die Eltern und andere Erwachsene erkennen, worin Tims Probleme und Beschwerden wurzeln. Eine Schulunlust muss nichts mit mangelndem Interesse am Lernen zu tun haben, Tims Bauchschmerzen nichts mit seinem Bauch. Das zu wissen, öffnet die Türen, nach adäquaten Hilfemöglichkeiten zu suchen.

Die zweite wichtige Hilfe besteht darin, die hohe Empfindsamkeit nicht als Mangel, Schwäche oder »Macke« zu diskreditieren. Viele dieser Kinder hören: »Stell dich nicht so an!« Das ist abwertend. Die Kinder können ihre Empfindsamkeit nicht reduzieren, selbst wenn sie das wollten. Sie können ihre Dünnhäutigkeit nicht steuern.

Mit allen Sinnen sehr wach zu sein und Atmosphären und Empfindungen anderer gut wahrzunehmen, ist eine Fähigkeit und verdient Anerkennung und Unterstützung. Kinder neigen dazu, wenn sie Probleme haben, zu denken und zu fühlen, dass es nur an ihnen liege und dass sie sich selbst mehr anstrengen müssten, um mit dem Problem fertig zu werden. Wenn eine Klasse von 25 Kindern gleichzeitig in die Pause geht und umherruft und schreit und lacht und schimpft und sonstige Geräusche macht, strömt auf Tim so viel ein, dass es für ihn nicht auszuhalten ist. Dagegen kann er nichts unternehmen. Ihm das zu spiegeln und ihn darin zu bestärken, dass das so ist, wie es ist, hilft Tim und allen vergleichbaren Kindern.

Auf dieser Grundlage kann und sollte dann herausgefunden werden, welchen Schutz Tim braucht. In jedem Fall braucht Tim Schutzräume und Schutzzeiten. Schutzräume sind Orte, an denen er von seinen Sinneseindrücken nicht überflutet wird. Für Tim ist das sein Bett, in dem er sitzt oder liegt und liest und liest und liest. Das ist sein Erholungsraum von sinnlichen Überforderungen.

Tims Eltern redeten mit der Klassenlehrerin von Tim und sie überlegten gemeinsam, welche Schutzmöglichkeiten für Tim in der Schule geschaffen werden könnten. Er bekam die Erlaubnis, in den Pausen einen Kopfhörer aufzusetzen und Musik zu hören, um die Geräusche um sich herum abzudämpfen und zu verhindern, dass sie ungefiltert in ihn hineinströmten. Die Lehrerin erlaubte Tim, wenn es in der Klasse zu unruhig war und er sich nicht mehr konzentrieren konnte, sich auf einen Platz neben der Eingangstür zu setzen, der von den anderen Kindern etwas weiter entfernt war. Und sie sorgte dafür, dass seine Sitznachbarn eher leise und ruhige Kinder waren. Die Suche nach Schutzräumen und Schutzzeiten für Kinder wie Tim ist unabdingbar. Sie wird nicht sofort gelingen, sondern braucht Versuche und Irrtümer. Durch den coronabedingten Schul-Lockdown ist Tim in die Situation geraten, dass er quasi wieder neu eingeschult werden muss. Er muss sich wieder neu auf die Bedingungen der Schule einstellen. Einerseits möchte er das, andererseits ist er dafür nicht so ohne Weiteres in der Lage und braucht Unterstützung.

Wenn wir Menschen mit unseren Sinnen Eindrücke aufnehmen, werden diese über bestimmte Gehirnprozesse gefiltert. Manches gerät in den Vordergrund, anderes in den Hintergrund, manches wird aus der Wahrnehmung ausgeblendet. Wenn wir alles gleich stark und gleichzeitig wahrnehmen würden, wären wir in kürzester Zeit so überfordert, dass wir psychiatrische Hilfe bräuchten. Deswegen werden Wahrnehmungen gefiltert. Dieser Filterprozess ist bei manchem Menschen stärker, bei anderen schwächer, wie wir bei Tim gesehen haben. Kinder wie Tim, mit einem auf niedrigem Niveau arbeitenden Filter, genießen den Schul-Lockdown und bräuchten auf Dauer eigentlich kleinere Klassen oder Kita-Gruppen.

Der Filterprozess ist vor allem ein Bewertungsprozess. Über das Gehirn entscheiden die Menschen – unbewusst – was jeweils für sie wichtig ist und was nicht. Unwichtiges, wie das Geräusch eines Heizungsrauschens, wird eher ausgeblendet als das, was die Lehrerin sagt. Die neuen Bilder des Sitznachbarn für das Sammelalbum können neugieriger machen als der Unterrichtsstoff …

Für die Entscheidung, was wichtig ist, wird unter anderem das limbische System der Menschen einbezogen. Das ist der Ort im Gehirn, über den die Gefühle aktiviert und reguliert werden. Wer Angst hat, ist für das, was Angst macht, aufmerksam. Wer neugierig ist, nimmt besonders das wahr, was ihn interessiert. All das sind Gefühle, die einem Bewertungsprozess, was wichtig ist und was nicht, zugrunde liegen und ihn beeinflussen. Wir beobachten, dass Kinder mit hoher Sensibilität zumeist umso einfacher damit klarkommen, die Balance zwischen Offenheit und Rückzug zu finden, je mehr sie selbstbewusst Entscheidungen treffen und ihren eigenen Bewertungen folgen können. Deswegen ist alles gut und unterstützt Kinder wie Tim, was ihnen Möglichkeiten gibt, ihre Gefühle wahrzunehmen und ernst zu nehmen. Alles hilft, was sie darin fördert, Ja und Nein zu sagen, also Bewertungen zu treffen.

Wenn Kinder wie Tim älter werden, fällt es ihnen zunehmend leichter, Entscheidungen zu treffen und selbstständig dem nachzugehen, was sie wollen und brauchen. Dann können die meisten von ihnen auch besser mit ihren Empfindsamkeiten umgehen, auch wenn sie immer wieder Erholungs- und Rückzugszeiten und -räume benötigen. Sie haben mehr Möglichkeiten, Dinge zu bewerten und ihr eigenes Wollen in ihrem Leben zur Geltung zu bringen. Doch älter zu werden, reicht nicht. Die Kinder brauchen eine Umgebung, die diesen Prozess unterstützt. Es ist wichtig, die Kinder immer wieder zu fragen, was sie wünschen, was sie wollen, wie sie entscheiden würden usw. Das bedeutet nicht, dass sie als Könige oder Königinnen die Familie beherrschen. Das beinhaltet auf keinen Fall, dass Erwachsene ihnen in jeder Hinsicht und immer recht geben müssen. Nein, Kinder brauchen auch ein klares Gegenüber, brauchen auch ein Nein und Ja der Erwachsenen, die darin Vorbilder sind, ihre eigenen Bewertungen ernst zu nehmen und Entscheidungen zu treffen. Wenn das Ja und das Nein der Erwachsenen respektvoll geschieht und begründet wird, wo es möglich ist, dann können Kinder das akzeptieren und sich daran orientieren. Und es gibt gleichzeitig zahlreiche Spielräume, in denen Kinder und Jugendliche ihr eigenes Ja und Nein vertreten und ihren Bewertungen folgen können. Das stärkt den inneren Ort der Bewertung und kräftigt die Möglichkeiten der Kinder und Jugendlichen, das, was auf sie einstürzt, zu filtern.

Nida spricht nicht (8 Jahre)

Verstehen

Nida war in der Grundschule immer sehr präsent und interessiert. Zu Schulbeginn war sie noch zurückhaltend, doch dann entwickelte sie sich zu einem aufgeweckten Mädchen, das vom Lehrer manchmal sogar zur Ruhe gerufen werden musste, weil sie so viel plapperte. Während des Schul-Lockdowns konnte der Lehrer Nida am Telefon nicht erreichen, trotz intensiver Bemühungen. Er konnte nur Kontakt mit ihrem älteren Bruder aufnehmen, der für Nida sprach und dem Lehrer erzählte, dass es ihr gut ginge und dass sie fleißig lernen würde. Doch das stimmte nicht oder war zumindest nur ein Teil der Wahrheit, wie sich bei erneutem Schulbeginn herausstellte.

Nida war nahezu verstummt. Sie wurde von ihrem 14-jährigen Bruder in die Schule gebracht und wieder abgeholt. Auch im Unterricht saß sie nur still auf ihrem Platz und beteiligte sich nicht. Wenn der Lehrer sie ansprach, zuckte sie oft mit den Schultern und äußerte einige verstümmelte Sätze. Offenkundig war ihre Fähigkeit, spontan etwas zu sagen, nur noch eingeschränkt vorhanden. Während der Lockdown-Zeit durfte sie sich nur in der Wohnung der Eltern aufhalten, ohne Kontakt zu anderen. Wenn sie die Wohnung verließ, dann nur in Begleitung ihrer Mutter oder ihres Bruders.

Nida selbst war im Ruhrgebiet geboren, ihre Eltern stammten aus Marokko. Vor allem der Vater war sehr konservativ eingestellt. War vor Pandemiebeginn die Schule der Raum, in dem Nida sich mit gleichaltrigen Kindern und ihren Lehrerinnen und Lehrern in der deutschen Sprache verständigen konnte, fiel dieser Raum nun weg. Die Folgen waren, dass viele sprachliche Fähigkeiten sich zurückbildeten. In der Familie wurde arabisch gesprochen. Und dort hatten der Vater und, wenn dieser nicht anwesend war, der Sohn »das Sagen«. Nida verstummte.

Erklären

Zahlreiche Kinder aus Migrationsfamilien leben in zwei Welten. Manche leiden darunter, andere eignen sich von beiden Welten das an, was für sie gut und bekömmlich ist. Nicht alle Eltern sind so konservativ, dass sie auf strenge Rollenunterschiede im Verhalten von Mädchen und Jungen achten. Aber für viele Kinder gilt dies. Diese Kinder leben dann oft in zwei Parallelwelten: einer konservativ islamisch geprägten, die häufig den Normen des Herkunftslandes und auch häufig dörflicher Gemeinschaften entspricht, sowie einer Kultur der Schulen, die von den in Deutschland vorherrschenden kulturellen Prägungen gezeichnet sind. Vielen Kindern wie Nida gelingt es, dass sie zwischen den beiden Kulturen hin- und herswitchen. Im Jugendalter wird es oft schwierig und es entstehen innere und äußere Konflikte. Manchmal bilden sich auch neue kulturelle Zusammenhänge und Subkulturen heraus. Doch dafür war Nida mit ihren acht Jahren noch zu klein.

Der Corona-Lockdown bedeutete für sie, dass sie nun ausschließlich in die kulturellen Gegebenheiten in ihrem Elternhaus eingebunden war. Sie sprach dort nur arabisch, nicht mehr deutsch. Im Fernsehen liefen nur arabischsprachige Sendungen. Also verlernte sie große Teile der deutschen Sprache, vor allem kamen ihr der Mut und das Zutrauen, einfach drauflos zu reden, abhanden.

Doch es veränderten sich nicht nur die sprachlichen Fähigkeiten, sondern mehr. Nida trauerte um den Kontakt mit ihren Freundinnen und Freunden in der Schulklasse, doch sie konnte und durfte diese Trauer nicht zeigen. Das, was sie an Selbstbewusstsein und selbstständigem Auftreten in der Schule entwickelt hatte, verkümmerte. All das durfte Nida nicht mehr zeigen, nicht mehr leben. Das dämpfte ihren Mut und ihr Selbstwertgefühl.

Nidas zweite Welt war durch die Pandemiefolgen verschwunden, weggefallen. Sie hatte keinen Zugang mehr zu ihr. Also verkümmerten all die Fähigkeiten, die sie in ihrer zweiten Welt erworben hatte. Sie wurde durch die Pandemie in eine Situation gestoßen, in der ein Teil von ihr, ein Teil ihrer Identität, ein Teil ihrer Lebendigkeit verloren ging. Das blieb auch über die Pandemie hinaus und setzte sich monatelang fort. Nina stand vor der Herausforderung, diese zweite Welt sich neu zu erschließen, sie neu zu entdecken und die früher erworbenen Fähigkeiten wieder neu zu erlernen. Dabei brauchte sie Hilfe.

Helfen

Für den Lehrer war es sehr wichtig, Nida zu verstehen. Dass Kinder wie Nida nach einem totalen oder Teil-Lockdown »einfach« wieder da weitermachen, wo sie aufgehört haben, ist eine Illusion. Nicht nur die Rahmenbedingungen in der Pandemie haben sich verändert – auch die Kinder haben sich verändert. Und dabei geht es nicht nur um sprachliche Kompetenzen, sondern auch um Verhaltensveränderungen, die auf dem Hintergrund kultureller Unterschiede verstanden werden müssen. Auf dieser Basis wurde den Lehrerinnen und Lehrern schnell klar, dass Nida vor einer Situation stand, die der der Einschulung ähnelte. Sie war aus der Schule herausgefallen und stand nun vor der Aufgabe, wieder schrittweise hineinzukommen. Sie musste erneut die Sprache lernen und insbesondere den Mut finden zu sprechen. Sie brauchte die innere und äußere Erlaubnis, mit den anderen Kindern zu spielen und sich lebendig auszutauschen. Sie brauchte die Kraft und die Möglichkeit, zu sagen und zu zeigen, was sie denkt, ohne vorher ängstlich fragend auf Bruder, Vater oder Lehrer zu schauen.

Für Nida und andere Kinder mit schwerwiegenden Pandemiefolgen wurde zusätzlich zum Unterricht eine Fördergruppe unter der Anleitung einer besonders geschulten Fachkraft eingerichtet, in der es am Anfang immer wieder darum ging, miteinander zu spielen und dabei zu reden und zu kommunizieren. Über das Spielen fasste Nida schnell Mut und war in der Lage, Schritt für Schritt ihre sprachlichen Ausdrucksmöglichkeiten wiederzubeleben. Wichtig war dabei, dass nicht nur Kinder mit Eltern, die eingewandert waren, sich in der Gruppe zusammenfanden, sondern dass die Gruppen sehr gemischt waren.

Nidas Eltern akzeptierten deren Teilnahme an der Gruppe, weil sie auch wollten, dass Nida in der Schule gut »vorankommt«. Viele konservativ eingestellte Familien, die oft aus ländlichen Gegenden in den Herkunftsländern stammen, wollen einerseits die traditionellen Rollenbilder für Frauen und Mädchen zementieren, sind zumeist aber dennoch daran interessiert, dass ihre Kinder es »besser« haben als die Eltern, und wollen ihnen eine gute Schulbildung ermöglichen.

Louis beißt (5 Jahre)

Verstehen

»Louis war immer schon ein bisschen unbeholfen, ja, manchmal tollpatschig«, erzählt die Erzieherin. Der Fünfjährige eckte oft an, aber das war offenbar keine Absicht. Er hatte anscheinend wenig Erfahrung im Umgang mit anderen Kindern oder vielleicht auch mit anderen Menschen, als er in die Kita kam. Nach einem Jahr in der Kita legte sich das und er spielte wie die anderen zu zweit oder in kleinen Gruppen und manchmal auch für sich allein. Dann kam Corona. Die Kita wurde geschlossen, und als Louis wieder in die Gruppe kam, war er wieder sehr unsicher im Umgang mit anderen Kindern. Doch es gab einen Unterschied zu den Anfangszeiten: Er biss. Wenn ein Kind auf Louis zukam, lächelte Louis es an und biss es dann in den Arm oder in den Bauch oder in das Körperteil, das jeweils erreichbar war. Gleiches geschah den Erzieherinnen. Sie ermahnten Louis, schimpften auch mit ihm, erklärten ihm, dass man nicht beißen darf – doch alles war vergeblich, Louis biss weiter.

Louis lebte allein mit seiner alleinerziehenden Mutter. Diese bemühte sich einerseits um das Kind, war andererseits weitgehend überfordert. Die Corona-Pandemie verschärfte diese Situation noch. Die Mutter arbeitete als Verkäuferin im Supermarkt und wusste nicht, wohin mit Louis, als die Kita geschlossen war. Sie übergab ihn an eine Nachbarin, und wenn diese nicht konnte, an eine andere. Die Großeltern und andere Verwandte der Mutter und von Louis lebten in einem anderen Teil Deutschlands. Der Vater war »abgehauen«, zahlte keinen Unterhalt und hatte keinen Kontakt zu Louis.

Die Nachbarin hatte selbst zwei kleine Kinder. Diese verschworen sich gegen Louis, den sie als Eindringling und Konkurrenten um die Gunst der Mutter verstanden. Die Kinder blieben weitgehend sich selbst überlassen, da die Nachbarin zeitweise im Homeoffice tätig war. Einmal vergaß Louis' Mutter, ihn bei der Nachbarin abzuholen, und auch sonst fühlte er sich offenbar so, als wäre er vergessen worden und zwischen alle Stühle geraten, verloren – innerlich und äußerlich. Seine unerfüllte Sehnsucht nach der Mutter und seine Verlassenheitsgefühle äußerten sich in Aggressivität, im Beißen.

Erklären

Wenn Kinder auf die Welt kommen, greifen sie nach der Welt. Sie strecken ihre Arme aus und je älter sie werden, desto mehr können sie anfassen und betasten. Nach der Welt zu greifen ist für sie wichtig, um sie zu be-greifen. Säuglinge und auch ältere Kinder erschließen sich durch das Greifen die Welt, machen sie zu ihrer Welt. Ein Teil des Greifens ist, wie man gerade bei Säuglingen sehen kann, das Beißen. Kleinkinder greifen auch mit dem Mund. Sie stecken vieles in den Mund, ertasten es mit den Lippen und später mit den Zähnen. Greifen bedeutet nicht nur, die Hände und Finger zu bewegen, sondern auch den Mund, ja, manchmal auch die Füße.

Wenn Kinder ins Leere gehen mit ihrem Greifbedürfnis, wenn sie hilflos und wirkungslos sind wie Louis, dann kann das bei Kindern dazu führen, dass sie in ihrem Verhalten regredieren. Das bedeutet, dass sie in frühere Phasen ihrer Entwicklung zurückfallen. Auch dies kann ein Hintergrund für das Beißen von Louis sein. Er fällt zurück in die Säuglingszeit und versucht, sich die Welt zu er-greifen und zu be-greifen, mit dem Mund und mit den Zähnen. Ein solches Verhalten gibt immer einen Hinweis darauf, dass ein Grundbedürfnis des Kindes nicht erfüllt ist oder erfüllt werden kann. Der menschliche Organismus »erinnert« sich dann an frühere Phasen, wo es vielleicht gelungen ist, dieses Grundbedürfnis noch zu befriedigen, zumindest teilweise. Dieser Prozess läuft nicht bewusst ab, sondern ist eine Erinnerung des Körpers, des Fühlens und des Verhaltens, des Erlebens.

Insofern knüpfte Louis an frühe Erfahrungen an, als er anfing zu beißen. Darüber hinaus sind für sein Verhalten drei Faktoren entscheidend:

Erstens: Wenn Kinder sich verloren fühlen, ruft dies oft aggressives Verhalten hervor. Aggressionen wie Ärger, Wut und Zorn sind Gefühle, die darauf abzielen, etwas zu verändern. Wenn Sie sich darüber ärgern, dass Sie von jemandem beleidigt wurden, dann wollen Sie es verändern. Wenn Kinder wie Louis sich verlassen fühlen, wollen sie das verändern und werden aggressiv. Meist haben solche aggressiven Gefühle ein Objekt, auf das sie sich richten und insofern einen Ausdruck finden können. Dadurch schwächen sie sich ab und verlieren sich wieder. Wer sich beleidigt fühlt und dies mit dem Menschen austrägt, von dem das ausgeht, und diesen seinen Zorn oder Ärger spüren lässt, der verliert den Zorn. Wer aber ins Leere geht und mit seinem eigenen Ärger oder gar der Verzweiflung nicht »landen« kann, für diesen Menschen kann sich die Aggressivität verstetigen und zu einem ständigen Begleiter werden. Louis konnte seinen Ärger nicht wirklich zeigen und loswerden, da die Mutter überfordert war und oft schlicht und einfach nicht präsent war, wenn Louis sich verlassen und allein fühlte. Also wurden seine aggressiven Gefühle zu einem Dauergefühl, das sich im Beißen äußerte. Hinzu kommt, dass jede Erfahrung der Hilflosigkeit die Menschen an frühere Erfahrungen der Hilflosigkeit erinnert. Louis fühlte sich von der Mutter verlassen. Wahrscheinlich wiederholte sich damit seine Erfahrung, vom Vater verlassen worden zu sein. Solche Erinnerungen erfolgen bei Kindern meist unbewusst. Das Gedächtnis der Gefühle ist dennoch wirksam und kann die neuen Gefühle von Einsamkeit und Hilflosigkeit vertiefen.

Zweitens gibt es in der »Grammatik der Gefühle« die Regel, dass sich Gefühle »umtauschen« können, wenn sie nicht mit anderen geteilt werden. Die Sehnsucht nach der Mutter, die Louis der Mutter gegenüber nicht mitteilen, geschweige denn mit ihr teilen konnte, verwandelte sich in Aggressivität und Hilflosigkeit. Wenn Kinder hilflos sind und keine Hilfe erhalten, dann wächst Verzweiflung, dann entsteht Aggressivität. Dieser Umwandlungsprozess verläuft unbewusst, auch bei manchen Erwachsenen. Die Hilflosigkeit gegenüber dem Corona-Virus war auch für viele Erwachsene nicht auszuhalten, verwandelte sich in Resignation oder in aggressive Gefühle und aggressives Verhalten. Wenn diese Kinder keine angemessene Unterstützung erhalten, kann ihre Aggressivität Corona überdauern und bleiben.

Drittens war Louis machtlos. Wir Menschen, ob jung oder alt, brauchen das Gefühl und auch die Erfahrung, Wirkung zu haben. Das Gefühl, etwas zu bewirken, ist in den meisten Zeiten selbstverständlich. In Corona-Zeiten verbreitet sich die Atmosphäre, dass wir Menschen gegen das Virus kaum etwas bewirken können, es sei denn, wir werden geimpft und wir halten die Hygieneregeln ein. Doch auch diese Wirksamkeit ist begrenzt. Auch die Mutter von Louis fühlte sich wirkungslos gegenüber den Anforderungen und Überforderungen, denen sie ausgesetzt war. Und Louis fühlte sich ausgeliefert und war verzweifelt, denn egal, was er machte, er konnte an seiner Situation nichts ändern.

Das Gefühl von Wirkungslosigkeit und Ohnmacht schlägt oft um in aggressives Verhalten. Wenn Louis andere Menschen biss, zeigte er Wirkung. Denen tat es weh, sie erschreckten sich, es passierte etwas.

Er hatte in diesen Situationen ein Gefühl der Wirksamkeit, allerdings war diese Wirksamkeit nicht konstruktiv, sondern destruktiv, eine störende und zerstörerische Wirksamkeit. Handlungen der zerstörerischen Wirksamkeit bringen für den Moment eine Erleichterung, aber nicht auf Dauer. Langfristig führen sie dazu, dass die aggressiven Handlungen immer stärker werden, andere Kinder und Erwachsene sich abwenden und die Kinder sich isolieren.

Helfen

Mit pädagogischen Ermahnungen dem Beißen von Louis zu begegnen, hilft meistens weder ihm noch anderen Kindern. Kindern wie Louis gegenüber zu argumentieren, führt selten zu einer Veränderung, weil die Beweggründe für das Beißen zu tief wurzeln, als dass sie durch Argumente erfasst werden könnten. Die Wurzeln sind die Erfahrungen von Louis, sich verlassen zu fühlen. Werden diese nicht berührt, bleiben sie mächtig. Die Erzieherinnen fanden einen Zugang zu diesen Wurzeln, weil sie sich selbst hilflos fühlten und spüren mussten, dass Louis für sie unerreichbar wurde. Durch das Konzept »Weisheit der Kinder«[1] wussten sie, dass Kinder oft das Leid, das sie fühlen, nicht äußern können. Die Kinder schaffen es aber irgendwie, dass Erwachsene das fühlen, wofür sie selbst keine Worte haben. Die Erzieherinnen vermuteten deshalb, dass Louis sich ebenfalls hilflos fühlte und jemand anderen nicht erreichen konnte.

Louis brauchte Stopps und liebevolle Begegnungen. Klare Regeln und klare Stopps waren notwendig, wenn er Ansätze zum Beißen zeigte. Die Erzieherinnen begannen, auf Warnsignale bei Louis zu achten, und versuchten einzugreifen, schon bevor er in Aktion trat. Solche Warnsignale waren bei Louis ein Anstieg seiner Aufgeregtheit, die sich vor allem im Flackern der Blicke und in leichten Zuckungen der Füße äußerten. Wenn die Erzieherinnen das merkten, nahmen sie Kontakt mit Louis auf, boten ihm Greifspiele an oder versuchten, andere Ausdruckformen für seine Erregung zu finden. Das

1 Udo Baer: Die Weisheit der Kinder. Wie sie fühlen, denken und sich mitteilen. Stuttgart 2018

gelang zunehmend. Wenn Louis biss, hörte er klare Stopps. Diese bezogen sich nicht nur auf allgemeine Regeln wie »Das macht man nicht!« Wirkungsvoller waren persönliche Äußerungen wie: »Das tut mir weh!«

Louis brauchte gleichzeitig liebevolle Zuwendung, damit er spüren konnte, dass andere seine Gefühle der Ohnmacht und des Vergessen-Werdens ernst nehmen und auf sie eingehen. Er sehnte sich nach Begegnung und Körperkontakt. In der Kita gab es eine Erzieherin, die Louis sehr mochte und die regelmäßig mit ihm kuschelte. Sie bot ihm immer wieder an, spielerisch die Arme gegeneinander zu drücken, sich mit dem ganzen Körper zu drücken oder mit einem Tuch zu ziehen. Das half. Mit der Mutter wurde gesprochen und vereinbart, dass sie sich vornahm, jeden Tag eine bestimmte feste Zeit ausschließlich mit Louis zu verbringen. Das konnte eine halbe Stunde sein oder auch nur zehn Minuten. Wichtig war, dass die Mutter in dieser Zeit ausschließlich für Louis da war.

Wesentlich war und ist, dass Kinder wie Louis Erfahrungen der Wirksamkeit machen. Das geht in diesem Alter insbesondere über spielerische Erfahrungen. In der Kita gab es eine Ecke mit Spielzeug, in der etwas gebaut werden und mit einem kleinen Holzhammer zusammengefügt oder auch wieder auseinandergeschlagen werden konnte. Eine Erzieherin spielte mit Louis regelmäßig in dieser Ecke, als sie gemerkt hatte, dass Louis dafür ein besonderes Interesse zeigte. Hier konnte er wirksam sein, zunächst destruktiv, dann zunehmend auch konstruktiv. Er lernte und übte auch, mit zwei anderen Kindern zusammenzuarbeiten, die ebenfalls in diesem Spielbereich großes Interesse zeigten.

Maries Schuldgefühle (5 Jahre)

Verstehen

Die fünfjährige Marie möchte plötzlich nicht mehr in den Kindergarten gehen. Die Eltern versuchen, sie zu überreden, denn sie brauchen die Notbetreuung dringend, da sie beide berufstätig sind. Marie weint und wirkt völlig verzweifelt, wenn die Eltern sie in der Kita abgeben.

Auch die Erzieherinnen sind ratlos und können sich Maries Verhalten nicht erklären. Am Abend stellt sich im Gespräch mit Marie heraus, dass eine Praktikantin den Kindern gesagt hatte, ein anderes Kind oder ihre Eltern müssten vielleicht sterben, wenn sie ihre Maske vergessen würden. Eines Tages aber hatte Marie tatsächlich ihre Maske vergessen – die Schuldgefühle blühten auf und trieben Marie in die Verzweiflung.

Erklären

Kinder sind zumeist gut in der Lage, sich auf neue Situationen und Lebensbedingungen einzustellen. Sie brauchen dafür Übergänge und etwas Zeit, dann kann der Umstellungsprozess gelingen. Ein solcher neuer Lebensumstand ist die Corona-Pandemie, die für viele Kinder massive Veränderungen hervorruft. Damit Kinder sich darauf einstellen und auch auf das neue Verhalten einlassen können, brauchen sie Erklärungen. Darum haben die Erzieherinnen und auch die Praktikantin sich bemüht. Doch die Zuspitzung, dass jemand sterben kann, war zwar pädagogisch gut gemeint, um den Kindern die Ernsthaftigkeit der Situation zu erklären, aber dennoch falsch. Denn Kinder in diesem Alter nehmen solche Aussagen wörtlich und konkret. Für sie sind solche Äußerungen kein allgemeiner Hinweis über die Wichtigkeit, eine Maske zu tragen und die Hände zu waschen, sondern eine konkrete Drohung. Wenn sie dagegen »verstoßen«, indem sie die Maske vergessen oder sich ihre Hände nicht ausreichend waschen, dann stellen sie sich nicht eine allgemeine Bedrohung vor, sondern ganz konkret, dass die Freundin oder der Freund in der Kita oder ein Elternteil die tödlichen Folgen tragen muss.

Eine solche Drohung ruft die Angst hervor, etwas falsch zu machen. Maries Angst in die Kita zu gehen, hatte den Ursprung darin, dass sie sich nicht mehr der Situation aussetzen wollte, die Verantwortung für den Tod anderer Kinder oder der Eltern zu übernehmen. Das macht von Maries Standpunkt aus Sinn, denn diese Ängste und diese Verantwortlichkeit überfordern ein Kind in ihrem Alter. Die Angst, verantwortlich für den Tod anderer zu sein, unterscheidet sich von anderen Ängsten, die den Sinn haben können, konkret vor

Gefahren zu warnen und zu schützen. Hier ist die Angst diffus und überdimensional. Jeder Mensch macht Fehler, auch im Umgang mit den Hygienemaßnahmen bei Corona. Wenn dafür solche Folgen angedroht werden, bekommen die Fehler und Unzulänglichkeiten ein enorm großes Gewicht. Dann kann ein negatives Selbstbild der Kinder entstehen, sich verfestigen und auch auf andere Lebensbereiche ausweiten. Aus der Angst, etwas falsch gemacht zu haben, werden Schuldgefühle, die sich in den Kinderseelen einnisten und das Selbstbild bis ins Erwachsenenalter hinein bestimmen können.

Etwas anderes kommt hinzu. Kinder neigen generell dazu, sich für Veränderungen der Lebensumstände verantwortlich zu fühlen, die sie sich nicht gut genug erklären können. Wenn Eltern sich plötzlich trennen, denken viele Kinder, sie seien schuld, weil sie zum Beispiel ihr Zimmer nicht aufgeräumt haben oder zu »frech« gewesen seien. Diese Tendenz, Verantwortung zu übernehmen, führt dazu, dass sich Kinder bei solchen Ereignissen sehr schnell schuldig fühlen. Denn sie können die selbst übernommene Verantwortung nicht tragen. Ihr Versuch, zum Beispiel die Ehe zu retten, muss scheitern. Kinder neigen leicht dazu, auch für die Pandemie und ihre Folgen die Verantwortung zu übernehmen. Marie ist kein Einzelfall. Sich verantwortlich für die Einhaltung von Hygienekonzepten zu fühlen, ist möglich. Verantwortlich zu sein für Krankheit und Tod ist überfordernd und falsch.

Helfen

In der konkreten Situation von Marie war es im ersten Schritt notwendig, dass die Praktikantin ihre »Drohung« zurücknimmt und sich bei Marie entschuldigt. Es galt, Marie die Angst davor zu nehmen, dass sie daran schuld sei, wenn jemand sich mit Covid-19 ansteckt und möglicherweise stirbt. Die Haltung den Kindern gegenüber muss ganz klar sein: Wir alle müssen etwas dafür tun, über die Hygienevorschriften eine Ansteckungsgefahr zu vermeiden *und* es kann bei allen Bemühungen trotzdem geschehen, dass sich Menschen irgendwo und irgendwie anstecken. Kinder brauchen es, dass die Erwachsenen die Hauptverantwortung übernehmen, immer und überall, auch in Bezug auf Corona. *Und* Kinder sollten darüber Bescheid wissen und sollten mit einbezogen werden, die Hygienevorschriften zu achten.

Kinder haben wie erwähnt eine starke Neigung, Verantwortlichkeit zu übernehmen. Wenn das nicht hinreichend gelingen kann, suchen sie die Schuld bei sich. Kinder brauchen es, dass die Erwachsenen ihnen immer wieder sagen und zeigen: »Du bist nicht schuld! Wir Erwachsenen haben es verbockt, wenn wir scheitern.« »Du bist nicht schuld, dass es Corona gibt und dass Menschen darunter leiden.« Kinder müssen das nicht nur einmal hören, sondern mehrmals, damit sich die Schuldgefühle nicht verfestigen, sondern abflachen. Pädagogisch gut gemeinte Sätze wie die, die Marie in Panik versetzt haben, verursachen allenfalls Schuldgefühle und sind aus Sicht der Kinder angstmachende Drohungen.

Wenn Kinder und Jugendliche zu Schuldgefühlen neigen, kann das an den unterschiedlichsten Erfahrungen liegen. Solche Erfahrungen können auch in der Pandemie gemacht worden sein. Marie war nicht die einzige. Zu Schuldgefühlen gab es viele Anlässe. Ein Grundschulkind durfte an einem schönen Sommertag die Großeltern besuchen. Alle sollten Abstand halten. Im Überschwang der Freude umarmte es den Großvater. Die Eltern riefen sofort, es solle nicht so nah herangehen. Später fragte das Kind mehrmals schuldbewusst: »Muss der Opa jetzt sterben?« Ein 14-jähriges Mädchen sollte eigentlich der überlasteten Mutter bei der Zubereitung des Abendessens helfen. Es vergaß die Zeit beim Chatten mit ihrer Freundin, die sie so lange nicht persönlich gesehen hatte. Als es merkte, dass es schon so spät war, lief sie in die Küche und fand ihre Mutter weinend vor. Die Mutter konnte nicht mehr. Sie machte ihrer Tochter keine Vorwürfe, doch diese hatte Schuldgefühle, die auch danach hartnäckig blieben.

Ganz gleich, wie gering die Anlässe im Nachhinein scheinen, im Erleben der Kinder und Jugendlichen können sie an Bedeutung gewinnen und Schuldgefühle hervorrufen. Hilfreich ist es immer, von Schuldgefühlen zu wissen und nach ihrer Herkunft zu fragen. Auch nach der Pandemie. Denn Schuldgefühle sind eher stille Gefühle, über die wenig geredet wird. Als Erwachsene können wir sie eher erahnen als genau erkennen. Wir müssen fragen, fragen, fragen. Im Dialog können und sollten wir mit den Kindern und Jugendlichen möglichst konkret das, was ihre Schuldgefühle hervorgerufen hat, herausfinden und besprechen. Manchmal brauchen die Kinder und Jugendlichen dann Aussagen wie: »Du bist nicht schuld!« Es gibt aber auch Situationen, in denen Kinder und Jugendliche Schuld auf sich geladen haben, weil sie andere verletzt haben. Dann gilt es, zu Entschuldigungen zu ermutigen bzw. sich und anderen zu verzeihen. Sehr häufig gibt es Situationen, in denen zwischen Schuld und Verantwortung differenziert werden muss. Das Mädchen, das beim Chatten die Vereinbarung mit ihrer Mutter vergessen hat, hat durchaus die Verantwortung dafür. Aber sie trägt nicht die Schuld dafür, dass die Mutter überfordert zusammenbricht.

In der Pandemie gab es so viele Anlässe, die Schuldgefühle hervorrufen konnten, dass es sich lohnt, sich mit diesem Thema zu beschäftigen. Es ist komplex und nicht leicht, aber es lohnt sich. Das Wichtigste ist, mit den Kindern und Jugendlichen in den Dialog zu kommen.

Paul verschwindet (14 Jahre)

Verstehen

Pauls Mutter ist schon lange weg. Er weiß nicht, wohin sie gegangen ist. Vor sieben oder acht Jahren war sie plötzlich verschwunden. Der Vater redet immer von ihr als »die blöde Schlampe«. Nun ist Paul 14 Jahre alt und lebt beim Vater. Oft war er in den letzten Jahren allein, wenn sich der Vater in der Kneipe betrank. Paul ist es lieber, wenn der Vater auswärts sein Bier trinkt, als wenn er es zu Hause tut, denn dann ist er unberechenbar. Paul läuft dann oft weg oder versteckt sich im Keller. Manchmal geht er ziellos durch die Straßen.

Paul schwänzt oft die Schule. Das hat er immer schon getan. Und als Corona kommt und die Schule schließt, taucht er ganz ab. Wenn der Lehrer anruft, geht er nicht ans Handy. Er treibt sich im Park herum oder bleibt zu Hause und spielt ununterbrochen auf seiner alten Playstation. Für die Schule ist Paul abgetaucht, für sich selbst auch. Er spürt sich kaum noch, flüchtet sich in seine Spiele-Welten. Dem Vater ist alles egal und Paul auch.

Einmal, als der Vater ihn alkoholisiert verprügelt, ruft er danach die Schulsozialarbeiterin an. Zu ihr hat er Vertrauen, wenigstens ein bisschen. Eigentlich will er um Hilfe bitten, aber das kommt ihm nicht über die Lippen. Er erzählt auch nichts von der Prügel und wie es ihm geht, sondern sagt, er wolle nur mal hören, »was so läuft«. Danach taucht er wieder ab. Nun läuft der Schulbetrieb wieder normal, doch Paul ist weg, er ist verschwunden.

Erklären

Wenn Kinder oder Jugendliche wie Paul verloren gehen, dann haben sie schon etwas verloren. Paul hatte seine Geborgenheit verloren. Seine Familie war zerbrochen, der Vater war im Dunst des Alkohols verschwunden, die Mutter irgendwohin. Kinder, die alkohol- oder andere suchtkranke Eltern haben, strengen sich oft besonders an, um die Verbindung zu ihnen zu halten und die Eltern irgendwie zu retten. Doch das überfordert sie, es gelingt ihnen nicht, sie scheitern. Manche halten dann irgendwie durch, bis sie die Familie verlassen können. Andere verlieren ihr Selbstbewusstsein. Viele »tauchen ab« in eine andere Welt, in die Welt der Spiele, manchmal später auch in eine Welt der Drogen. Die reale Lebenswelt ist nicht auszuhalten, also flüchten sie sich in eine andere.

Gewalt zu erfahren, entwürdigt genauso, wie ins Leere zu gehen oder verlassen zu sein, wenn man Hilfe benötigt. Wenn Kinder einmal eine Erfahrung der Entwürdigung machen müssen, können sie diese fast immer bewältigen. Wenn sich solche Erfahrungen aber wiederholen, wenn sie wie bei Paul die Kindheit prägen, dann führt das dazu, dass sie sich selbst nichts mehr wert sind. Das Wort »Würde« stammt von dem Wort »Wert« ab. Wer dauerhaft entwürdigt wird, wird entwertet und fühlt sich selbst irgendwann als wertloses Wesen. Das hemmt Kinder bzw. Jugendliche wie Paul, über sich und das, was ihnen zugefügt wird, zu reden. Sie meinen dann, das sei doch »normal«. Sie glauben, dass sie es nicht wert seien, dass man sie beschützt und sich um sie kümmert.

Jeder Mensch hat die Fähigkeit, sich mit anderen Menschen zu verbinden. Doch dazu braucht es positive Bindungserfahrungen. Bindungsfähigkeit heißt auch, Vertrauen zu haben, dass jemand anderes für einen da ist, dass man sich auf jemand anderen verlassen kann und mit dieser Person gemeinsam handeln und kommunizieren kann. Dieses Grundvertrauen konnte sich bei Paul nicht entwickeln. Wahrscheinlich war schon vor dem Verschwinden der Mutter die Beziehungsmöglichkeit zwischen ihr und Paul sehr eingeschränkt und brüchig. Wahrscheinlich gab es vorher schon Probleme, Konflikte, Krieg zwischen den Eltern, vielleicht auch schon Alkoholismus des Vaters. Doch spätestens seit dem Weggang der Mutter und dem zunehmenden Trinken des Vaters hatte Paul seine Verbindungsmöglichkeiten zu seinen Eltern verloren und damit auch ein Stück seiner Bindungsfähigkeit. Die Möglichkeit, anderen Menschen nachhaltig zu vertrauen, war ihm abhandengekommen. In der Schule gab es einige Verbindungen, doch aufgrund seiner Bindungsstörung konnte er auch dort im normalen Unterricht keine Verbindungen aufbauen. Dazu hätte es eine besondere Förderung gebraucht.

Der Corona-Lockdown kappte auch die losen Verbindungen, die Paul in der Schule noch hatte. Die einzige halbwegs gelungene Verbindung bestand zur Schulsozialarbeiterin, doch auch diese konnte die Bindungsverluste und Störungen nicht allein auffangen. Nach dem Lockdown ging Paul nicht wieder zur Schule. Er reihte sich ein in die zunehmend große Gruppe der Schulverweigerer. Die Bemühungen der Schule und auch die Polizeieinsätze halfen nichts. Er wurde von der Polizei zur Schule gebracht, aber er verschwand immer wieder, lief weg, tauchte unter.

Wer sich selbst verloren hat, verliert auch die Verbindungen und umgekehrt: Wer in Verbindungen zu anderen Menschen sein Selbstwertgefühl nicht entwickeln kann, verliert sich selbst. Die Pandemieerfahrungen verstärken das, was schon vorhanden ist, bzw. das, was fehlt. Die Bindungsschwierigkeiten von Paul steigerten sich durch die Brüche in der Pandemie und führten zur Schulverweigerung.

Helfen

Kinder brauchen positive Bindungserfahrungen, damit sich ihr Bindungsverhalten entwickeln kann. Wenn es gestört ist, kann das ein Stück weit zumindest nachgeholt oder neu erlernt werden. Für Kinder wie Paul ist eine Schulklasse zu groß. Er braucht zunächst einmal die Möglichkeit, mit einzelnen Menschen Bindungserfahrungen aufzubauen, vor allem mit Erwachsenen. Verbindungen zu gleichaltrigen Kindern und Jugendlichen sind für alle wichtig. Aber für »verlorene« Kinder wie Paul reichen sie nicht. Erwachsene haben ihn im Stich gelassen, er braucht Erwachsene, um neue, positive Erfahrungen machen zu können. Die Schulsozialarbeiterin könnte dafür ein Ansatz sein. Wenn Kinder keine positiven Bindungserfahrungen mit ihren Eltern machen können, können andere Erwachsene deren Funktion übernehmen und an ihre Stelle treten. Der Schlüssel der Hilfe für Paul ist nicht der Besuch der Schule, sondern dass ihm die Möglichkeit gegeben wird, mit einzelnen Erwachsenen und dann später auch in kleinen Gruppen mit anderen Kindern und Jugendlichen neue Möglichkeiten der Verbindung aufzubauen. Er muss erfahren, dass er gewürdigt wird.

Solche neuen Verbindungserfahrungen brauchen Kontinuität. Kinder und Jugendliche wie Paul erleben Unterbrechungen als Brüche. Wenn eine Person, der sie halbwegs vertrauen, aufgrund von Urlaub oder Lockdown zeitweise nicht mehr da ist, wird das von den Jugendlichen so erlebt, als würden sie wieder einmal verlassen. Manche können den Schmerz des Verlassen-Werdens nicht noch einmal ertragen und verlassen »vorbeugend« selber. Sie verschwinden, hauen ab. Mit diesen Kindern und Jugendlichen eine Beziehung aufzubauen und damit ihre Beziehungsfähigkeit neu zu beleben, gelingt nur über einen längeren Zeitraum und in kleinen Schritten. Wessen Vertrauen so oft enttäuscht worden ist wie das von Paul, der wird nicht so schnell wieder einen Vertrauensvorschuss geben. Deswegen brauchen Menschen, die Kinder wie Paul begleiten, Geduld.

Eske ist einsam (11 Jahre)

Verstehen

Eske hält sich den ganzen Tag zu Hause in der Wohnung auf. Ihre Eltern stammen aus der Türkei. Eske selbst ist in Deutschland geboren. Sie spricht türkisch und deutsch. Wenn es Präsenzunterricht in der Schule gibt, geht sie gerne dorthin. Doch oft darf nur die halbe Klasse zusammenkommen, und ihre beiden besten Freundinnen in der Schulklasse sind in der anderen Gruppe. Wenn die Schule geschlossen ist, und das ist sie oft, dann macht sie brav ihre Aufgaben und nimmt am Online-Unterricht teil. Sie ist stolz darauf, dass sie den Computer der Eltern benutzen darf. Manchmal gibt es Probleme wegen der türkischen Schriftzeichen, aber da findet sie immer wieder Lösungen.

Doch über die schulischen Aktivitäten hinaus langweilt sich Eske. Früher hat sie sich mit Freundinnen getroffen, die in der gleichen Straße wohnten, mal bei ihnen, mal in ihrer eigenen Wohnung. Aber seit Beginn der Corona-Pandemie geht das nicht mehr. Die Eltern aller Kinder verbieten es.

Allmählich verändert sich Eske. Sie zieht sich immer mehr zurück. Wenn die Mutter sie fragt, was sie denn gern machen möchte, zuckt sie oft nur mit den Schultern. Auch als die Schule wieder öffnet, hat sie ihre Lust verloren. Sie geht nur pflichtgemäß in die Schule, nicht mehr voller Neugier und Freude wie vorher. Eine ihrer beiden besten Freundinnen hat nun eine andere Freundin, die sie während der Lockdown-Zeit über das Internet kennengelernt hat. Die andere, die acht Monate älter ist, hat nur noch Jungen in Kopf, was Eske »blöd« findet.

Erklären

Wenn Menschen den lebendigen Austausch mit anderen verlieren, dann kann sich die Fähigkeit verringern, mit anderen gemeinsam zu handeln, zu reden, zu fühlen. Bei vielen Kindern wachsen diese Fähigkeiten sofort wieder, wenn der Austausch möglich ist, doch bei manchen Kindern tun sie das nicht. Die Einsamkeit und der Rückzug haben sich eingenistet im Erleben, wurden zu einem Trampelpfad, der dann nur schwer zu verlassen ist.

Bei Eske kommt hinzu, dass der Vater nur selten präsent ist. Er arbeitet auf einer Bohrinsel, verdient »gutes Geld«, wie er sagt. Doch das hat seinen Preis: Oft ist er kann er nicht bei seiner Familie sein. Auch Eskes Mutter fühlte sich während der Pandemie einsam. Viele Gelegenheiten, bei denen sie vorher andere Frauen traf, waren durch die Pandemieregelungen nicht mehr gegeben. Sie ging gerne in den türkischen Supermarkt und auf den deutschen bzw. internationalen Markt am Freitag, doch in der Pandemie waren manche Marktstände nicht mehr da, und der Supermarkt wurde immer leerer. Vor allem hatte sie Angst, bei anderen stehen zu bleiben und zu reden, Angst, sich anzustecken. Auch auf den Straßen traf sie weniger Menschen, die ihr bekannt waren und mit denen sie reden konnte. Umso mehr vermisste die Mutter ihren Mann. Trotz WhatsApp und Skype fühlt sie sich allein und einsam. Diese Einsamkeit ist eine Erfahrung, die viele Menschen in der Pandemie gemacht haben und die auch nach der Pandemie bei vielen bleibt, unabhängig davon, wie alt sie sind.

Die Einsamkeit bestimmt die Atmosphäre in Eskes Familie. Denn Einsamkeitsgefühle sind ansteckend, ähnlich wie ein Virus. Die eigene Einsamkeit verstärkt die Einsamkeitsgefühle anderer, diese Gefühle beeinflussen sich gegenseitig und können Familien oder andere Menschengruppen in ihrem Gefühlsleben prägen. Eskes Einsamkeitsgefühle wurden und werden also durch die in ihrer Familie verstärkt.

Auch als die Pandemie abklingt, kommen Eske und ihre Mutter aus der Einsamkeit nicht heraus. Die Einsamkeits-Atmosphäre hat sich in ihnen eingenistet und bestimmt ihr Gefühlsleben. Wenn der Vater zwei Wochen zu Hause ist, wird es besser. Doch wenn er wieder zur Bohrinsel fliegt, kehrt die Einsamkeit zurück.

Helfen

Gegen Einsamkeit helfen Zweisamkeit und Vielsamkeit. Doch dafür muss die Einsamkeit zunächst einmal bemerkt und ausgesprochen werden. Wenn Eskes Mutter über ihre eigenen Einsamkeitsgefühle sprechen würde, würde sie auch ihre Tochter ermutigen, ihre Einsamkeitsgefühle zu äußern. Dann könnten sie gemeinsam darüber reden und danach suchen, was sie gegen diese Gefühle unternehmen könnten. Doch das Schweigen über die Einsamkeit verstärkt sie und schafft ein Milieu, in dem die Einsamkeit gedeihen und wachsen kann.

Einsamkeit ist mehr, viel mehr als nur eine Reduzierung von Kontakten. Der Kern der Einsamkeit mancher Menschen besteht nicht so sehr darin, dass sie andere Menschen seltener oder gar nicht mehr treffen können, sondern er zeigt sich insbesondere darin, dass sie ihr Herz gegenüber anderen nicht öffnen können. Diese Herzenseinsamkeit meint die Fähigkeit, das mit anderen zu teilen, was einem im Herzen wirklich wichtig ist. Das konnte Eske vor allem mit ihren beiden Freundinnen. Gegenüber der Mutter ist sie zu scheu und mit anderen Schülerinnen oder Verwandten nicht so sehr vertraut. Nach dem Abklingen der Pandemie hat Eske das innige Verhältnis zu den Freundinnen verloren, und sie selbst ist scheuer geworden. Eske braucht, dass jemand ihre Einsamkeit anspricht und ausspricht. Dass sie ihre Herzenseinsamkeit teilen kann. Dass sie merkt, dass es auch anderen so geht wie ihr, dass sie mit ihrer Begegnungsscheu nicht allein ist.

Darüber hinaus ist alles hilfreich und unterstützenswert, was Begegnungen ermöglicht und begünstigt. Es kommt nicht so sehr darauf an, wie viele Menschen man trifft, sondern dass man sie trifft und wie man ihnen begegnet. Die Pandemie und auch die Folgen der Pandemie begünstigen Einsamkeitsgefühle und beschränken Begegnungen zu anderen. Eske begann, nachdem sie und ihre Mutter darüber geredet hatten, wie sehr sie den Papa vermissen, ihm einmal in der Woche einen Brief zu schreiben und per Mail auf die Bohrinsel zu schicken. Auch die Mutter tat dies. Für andere Verwandte und Freundinnen malte Eske Bilder (sie malte sehr gerne und sehr schön), scannte sie ein und verschickte sie, innerhalb Deutschlands wie in die Türkei. Eske durfte nicht frei im Internet surfen, weil das den Eltern zu gefährlich erschien. Doch die Mutter konnte mit Erlaubnis des Vaters mit Eske feste Zeiten ausmachen, in denen internetgestützte Kommunikation erlaubt war.

Entscheidend für Eske war, um ihre Einsamkeitsgefühle zu reduzieren, dass irgendwann nach dem Abklingen der Pandemie auch die

Mutter mit ihr darüber sprach, dass sie den Kontakt mit anderen Frauen vermisste. Die Mutter wurde so zum Vorbild, selbst etwas gegen ihre Einsamkeit zu unternehmen. Sie verabredete sich mit Nachbarinnen und anderen Frauen, die sie kannte, zu einer gemeinsam festgelegten Zeit im Supermarkt einzukaufen oder auf den Markt zu gehen. Doch die Herzenseinsamkeit war davon noch nicht berührt. Wie sehr sie auch nach dem Abklingen der Pandemie weiterhin Eskes Leben beeinflusste, wurde erst deutlich, als Eske mit anderen Kindern in der Schule in einer Kreativen Fördergruppe[2] ihren Gefühlsbaum malte. Die Leiterin der Gruppe bemerkte Eskes Einsamkeit und auch die Scham, ihre Einsamkeit zu offenbaren, und sprach sie an. In einem Einzelgespräch konnte Eske über ihre Gefühlswelt reden, was ihr gut tat. In der Fördergruppe erfuhr sie, dass es auch anderen Kindern ähnlich ging wie ihr.

Über die Einsamkeit *nicht* zu reden, verstärkt die Einsamkeit. Sie mitzuteilen und damit zu teilen, ist der Weg, sie zu bewältigen.

Ayla kann nichts mehr (3 Jahre)

Verstehen

Der häufigste Satz, den Ayla in der Kita von sich gibt, lautet: »Das kann ich nicht«. Sie sagt ihn, wenn sie beim Tischdecken helfen soll oder beim Spielen. Selbst das bunte Holzsteckspiel, mit dem sie immer so gern gespielt hat, lässt sie liegen. Wenn andere Kinder auf sie zukommen und zum Mitspielen auffordern, hören sie: »Kann ich nicht«. Auch die Erzieherinnen geben sich vergeblich Mühe, Ayla zu Aktivitäten zu ermutigen. Sie zögert und traut sich nichts mehr zu. Ihr Selbstvertrauen ist in den Keller gesunken. Das war vor der Kita-Pause anders. Da zog sie sich selbst die Jacke und die Stiefel an, wenn die Gruppe ins Freie ging, und war stolz darauf, dass sie das alleine konnte. Jetzt heißt es: »Das kann ich nicht«. Keiner konnte sich erklä-

---

2 Kreative Fördergruppen sind Angebote, die vom Institut für soziale Innovationen (ISI) gemeinsam mit dem Pädagogischen Institut Berlin (PIB) entwickelt wurden und erprobt werden, um Kinder, die unter schwerwiegenden Folgen der Pandemie leiden, zu stärken.

ren, was während der coronabedingten Kitaschließung geschehen war. Die Gruppenleiterin lud die Eltern zu einem Gespräch ein. Die Mutter kam und erzählte, dass zu Hause alles normal gewesen sei, wie immer. Ayla hätte mit ihren beiden älteren Brüdern gespielt oder auf ihrem Bett gesessen und in ihren Bilderbüchern geblättert. Auf Nachfragen erzählte die Mutter, dass die Kinder viel Fernsehen geschaut hätten.

Erklären

Ayla ging es wie vielen anderen Kindern. Durch die Schließung von Kitas und Schulen sank ihr Selbstvertrauen. Das Gefühl, etwas wert zu sein und etwas zu können, basiert nicht auf gutem Zureden, sondern auf Erfahrungen. Wenn Kinder wie Ayla die Erfahrung machen, dass ihnen etwas gelingt, dann steigt ihr Selbstvertrauen, und sie probieren es wieder und wieder und schließlich auch bei anderen Aktivitäten. Wenn sie dabei Unterstützung erhalten, wächst mit den positiven Erfahrungen auch ihr Selbstwertgefühl. Und umgekehrt, wenn sie negative Erfahrungen machen, wenn sie scheitern, wenn sie nicht mehr gefordert oder gefördert werden, dann sinkt das Selbstwertgefühl. »Das kann ich nicht!«, wird dann zum Leitsatz und zur Überschrift der Einschätzung dessen, wozu das Kind in der Lage ist.

Das gilt für alle Kinder. Doch für manche Kinder haben die pandemiebedingten Phasen des Rückzugs aus den sozialen Gruppen besonders starke Konsequenzen. Ayla hat zwei ältere Geschwister. Von ihnen hat sie immer wieder gehört: »Das kannst du nicht!«, wenn sie mitspielen wollte. In der Familie lief ständig der Fernseher. Dort sah sie vieles, was sie wahrscheinlich nicht verstand und dem sie nicht folgen konnte. Sie war einerseits fasziniert, andererseits blickte sie wie erstarrt mit großen Augen auf das Geschehen auf dem Bildschirm. Auch hier waren die älteren Geschwister in der Lage, den Fernsehbildern zu folgen, sie aber nicht oder nur ausnahmsweise bei bestimmten Zeichentrickfilmen. Die Fernsehbilder überfluteten sie und schwächten ihr Gefühl, etwas wert zu sein.

Und obendrein fehlten die positiven Erfahrungen. Ayla war in der Kita durchaus in der Lage, mit Kindern, die ein oder zwei Jahre älter waren, gemeinsam zu spielen. Die Erzieherinnen und Erzieher achteten darauf, dass auch Kinder unterschiedlichen Alters in das gemeinsame Spiel einbezogen wurden und sich respektierten, auch wenn manches nicht gelang. Zu Hause war das für Ayla anders. Die beiden älteren Geschwister waren sich selbst genug, Ayla war eher ein Störfaktor und noch dazu ein Mädchen. Ihre Bemühungen mitzumachen und mitzuhalten wurden oft lächerlich gemacht und abgewertet. Wenn Kinder wie Ayla wiederholt die Erfahrung machen, dass sie stören, dann halten sie sich selbst für einen Störfaktor. Wenn sie immer wieder hören und die Erfahrung machen, dass sie etwas nicht können, dann halten sie sich selbst für unfähig. Wenn sie wiederholt erleben müssen, dass sie in ihrem Handeln und in ihren Bemühungen scheitern, dann beginnen sie, sich selbst für wertlos zu halten. Die Corona-Erfahrungen haben diesen Prozess wahrscheinlich nicht initiiert, aber sie haben ihn intensiviert.

Helfen

Was Ayla braucht, sind neue positive Erfahrungen, die ihr Selbstwertgefühl stärken. Die Erzieherinnen bezogen sie täglich in kleine Spielaktionen ein. Wenn Ayla zu scheu war und meinte: »Das kann ich nicht«, dann ermutigten sie sie und sagten: »Doch, das kannst du! Probier es doch mal!« So kann Ayla allmählich die ersten Erfolgserlebnisse verbuchen, das Zutrauen zu sich selbst wuchs wieder.

All das braucht Zeit und die Erzieherinnen brauchen Geduld. Für Kinder wie Ayla kann es dann in solchen Situationen manchmal eine Überforderung darstellen, in einer großen Gruppe zu spielen. Ayla und Kinder in ähnlichen Situationen brauchen kleine Settings mit wenigen Menschen. Oft hilft es, in kleinen Gruppen zu zweit oder anschließend zu dritt oder zu viert gemeinsam zu spielen, gemeinsam zu handeln, gemeinsam zu wachsen.

Mit den Eltern von Ayla sprachen die Erzieherinnen und ermutigten sie, Ayla Spiel- und andere Kontaktgelegenheiten mit Gleichaltrigen ohne ihre beiden großen Brüder zu ermöglichen. Die Mutter bemühte sich, Ayla öfter zu loben, wenn ihr etwas gelang. So äußerte Ayla ihr »Kann ich nicht« allmählich immer seltener.

Max nässt wieder ein (7 Jahre)

Verstehen

Eines Morgens wollte Max nicht aufstehen. Als die Mutter ihn aus dem Bett holte, damit er sich für die Schule fertig machen sollte, sah sie, was passiert war: Max hatte nachts eingenässt. Es war für ihn sehr schlimm, er schämte sich. Die Mutter ging nett mit ihm um und sagte: »Ist doch nicht so schlimm, das kann doch mal passieren«. Max wusch sich und zog sich an, die Mutter wechselte das Bettlaken. In der nächsten Nacht war alles wieder wie sonst auch, das Bett blieb trocken. Doch drei Tage später war das gleiche Malheur wieder passiert.

Nun stieg die Aufregung. Der Stress wuchs für Max und seine Eltern. Die Mutter legte ein Gummituch unter das Bettlaken und suchte im Internet nach Vorschlägen, was sie tun könne. Max bestrafen wollte sie nicht, sie wusste, dass es das Gegenteil bewirken würde. Sie versuchte es mit Belohnungen, aber auch das half nicht. Sätze wie: »Wenn das Bett heute Nacht trocken bleibt, dann darfst du dir morgen etwas wünschen, was wir zu essen kochen«, halfen nicht. Sie bewirkten keine Änderung, denn solche Belohnungsversprechen sind meist nur die Rückseite von Strafen. Sie wirken wie eine Münze, auf der auf der einen Seite »Strafe« steht, auf der anderen »Belohnung«. Egal, wie die Münze fällt, sie macht Druck.

Max war mit seinen sieben Jahren gerade in die Grundschule gekommen, als im Frühjahr 2020 die Schulen zum ersten Mal geschlossen wurden. Das machte ihm damals noch nicht viel aus, er spielte zu Hause und fühlte sich anscheinend wohl. Als die Schule wieder öffnete, war alles neu, es machte ihm Stress. Er musste sich wieder neu an die Mitschüler und Mitschülerinnen gewöhnen und an die Lehrerin und überhaupt daran, einen halben Tag von der Familie weg zu sein.

Auch in der Familie gab es viel Stress. Seine jüngere Schwester musste eine Zeitlang zu Hause bleiben, weil die Kita geschlossen war. Die Mutter, die vormittags im Büro gearbeitet hatte, musste nun im Homeoffice tätig sein, konnte dies aber erst in den Abendstunden erledigen, weil sie dann Ruhe hatte und die Kinder im Bett waren.

Der Vater ging in Kurzarbeit und die Eltern sorgten sich um ihre finanzielle Situation und ihre beruflichen Perspektiven. Die hochbetagte Großmutter der Mutter starb an einem Herzversagen und beide Eltern machten sich Sorgen um ihre Eltern. Corona bzw. die Folgen der Corona-Pandemie hatten das Stresslevel in der Familie erhöht und ein Stressklima geschaffen. Als Max nun wieder in die Schule kam, machte auch ihm dies Stress. Dieser Stress war zu viel für ihn und entlud sich im nächtlichen Einnässen.

Erklären

Wenn Kinder einnässen, verlieren sie nachts die Kontrolle über ihre Muskulatur. Als kleine Kinder lernen sie, sich zu kontrollieren. Das gelingt ihnen zunächst am ehesten tagsüber. Nachts ist es immer am schwierigsten, weil beim Schlaf, vor allem im Tiefschlaf, die Fähigkeit sich zu kontrollieren, nachlässt. Wenn Kinder wie Max in etwas höherem Alter wieder einnässen, ist dies ein Zeichen dafür, dass sie nachts die Kontrolle verlieren.

Doch was verursacht den Kontrollverlust? Dass wir gegenüber dem Virus und den Folgen der Pandemie weniger Kontrolle hatten und haben, als wir uns wünschen, gilt für alle Menschen, junge wie alte. Etwas Besonderes kommt in der Familie von Max hinzu: der Stress. Das allgemeine Stressklima bedrückt alle. Mit der fortschreitenden Pandemiedauer wurde der Stress so alltäglich, dass ihn kaum noch jemand als besonderen Stress wahrnahm. Man richtete sich im Stress ein und gewöhnte sich daran. Treten dann Ereignisse ein, die den Stress akut verstärken, dann kann sich der Stress in Symptomen wie Einnässen zeigen. Bei Max war das der Wiedereinstieg in die Schule. Er versuchte, seinen Stress zu kontrollieren und brav zur Schule zu gehen und so zu tun, als wäre alles wie vorher – aber es war nicht wie vorher. Er musste gleichsam neu eingeschult werden, neu die Mitschülerinnen und Mitschüler kennenlernen und sich neu auf die Lehrer und Lehrerinnen einstellen. Dieser Stress war zu viel. Das zeigte sich im nächtlichen Kontrollverlust, im Einnässen.

Bei Max war der Zusammenhang mit dem Stress nach der coronabedingten Schulpause naheliegend. Bei anderen Kindern erschließen sich solche Zusammenhänge nicht sofort. Es ist in jedem Fall sinnvoll, der Spur nachzugehen, was den Kindern Stress bereitet, wenn sie wieder einnässen.

Helfen

Offenkundig hilft es Kindern wie Max, wenn die Quellen des Einnässens reduziert werden und das Stressniveau gesenkt wird. Wenn Lehrkräfte und Eltern in solchen Situationen verstehen, dass sich die Schulsituation wie die von Max wie ein erneutes Einschulen anfühlt, dann ist schon viel geholfen. So können Kinder wie Max ihre Unsicherheiten zeigen und müssen nicht mit starker Kontrolle versuchen, so zu tun, als wären sie cool. In der Schule wäre es sinnvoll gewesen, nicht sofort wieder mit dem üblichen Unterricht fortzufahren, sondern zunächst einmal die Erfahrungen mit der Pandemie zum Thema zu machen und vor allem, sich darum zu bemühen, über Spiele und Kennenlernen den Klassenzusammenhalt neu aufzubauen und die Kinder wieder in den Klassenverbund hineinzuführen. Das ist aber nicht geschehen, weil die Lehrkräfte unter dem Stress standen, den verlorenen Stoff wieder aufholen zu müssen.

Immer ist es sinnvoll, nicht nur den Stress des einzelnen Kindes anzuschauen, sondern auch den in der ganzen Familie, bei jedem einzelnen Familienangehörigen und im familiären Zusammenleben. Manchmal reagieren Kinder mit Einnässen auf Konflikte zwischen den Eltern, auf Spannungen, die die Eltern den Kindern gar nicht erzählen, die diese aber spüren. Die meisten Kinder sind sehr sensibel und spüren, »was in der Luft ist«. Eine bestimmte Situation, manchmal nach außen hin auch ganz unscheinbar, kann das Einnässen hervorrufen. Deswegen gilt es, nicht nur auf den individuellen Stress des einzelnen Kindes zu schauen, sondern auf den Stress im gesamten familiären Zusammenhang, worin auch immer er bestehen mag. Nicht jeder Stress wird zu verringern oder gar abzuschaffen sein, aber an einer Stelle zu beginnen, sich um eine Stressverringerung zu bemühen, ist immer hilfreich.

Wichtig für das Kind ist, dass mit ihm gemeinsam stressfreie Zonen des gemeinsamen Handelns geschaffen werden. Die Mutter von Max begann mit Max gemeinsam einen kleinen Blumenkasten auf dem Balkon herzurichten. Max durfte aussuchen, welche Pflanzen dort wachsen, und übernahm das Jäten und Gießen. Das machte ihm Spaß und brachte ihm Erfolgserlebnisse. Vor allem die gemeinsame Zeit mit der Mutter tat ihm gut. Der Vater fragte Max, was er sich denn von ihm wünsche. Max erinnerte sich, dass der Vater einmal seinen Rücken massiert hatte, als er Rückenschmerzen hatte. Er wünschte sich, das zu wiederholen. Der Vater und Max schufen ein neues Ritual. Der Vater massierte Max jeden Abend vor dem Einschlafen den Rücken. Auch als Max schon längst nicht mehr einnässte, setzten sie dies fort. Es tat ihnen beiden gut.

Esther will sterben (18 Jahre)

Verstehen

Als Esther ein Jahr vor Ausbruch der Pandemie von ihren Eltern erfuhr, dass sie sich trennen wollten, brach für sie eine Welt zusammen. Ihre Mutter hatte auf einem wissenschaftlichen Kongress einen Mann getroffen und sich Hals über Kopf in ihn verliebt. Sie dachte sogar daran, ihren Mann, mit dem sie 25 Jahre verheiratet war, zu verlassen und noch einmal ein ganz neues Leben anzufangen. Esther konnte es zunächst gar nicht fassen und protestierte lautstark. Ihre Mutter, zu der sie bislang ein gutes Verhältnis hatte, ließ sich von ihrem Vorhaben jedoch nicht abbringen: »Jetzt bin ich mal dran«, gab sie ihr zu verstehen. »Ich habe mein Leben lang immer nur verzichtet, war für deinen Vater da und habe die Familie zusammengehalten. Es reicht!«

Esthers Vater arbeitete im Management einer Software-Firma und war seit Jahren immer seltener zu Hause anwesend. In seinem Job verdiente er sehr gut, die Arbeit war ihm wichtig, vielleicht das Wichtigste in seinem Leben überhaupt. »Das ist nun mal der Preis, den man für seinen Erfolg zahlen muss«, wurde er nicht müde zu betonen. Esthers Eltern besaßen ein großzügig eingerichtetes Haus mit Garten – »und das willst du echt alles aufgeben?« fragte Esther ihre Mutter. Auch ihr Vater war von der Entscheidung seiner Frau völlig überrascht, blieb aber, wie Esther empfand, zunächst erstaunlich cool. Erst als er merkte, dass seine Frau ernsthaft über eine Trennung nachdachte, fing er an, Esthers Mutter übel zu beschimpfen. »Wir brauchen uns ja nicht gleich scheiden zu lassen«, versuchte sie ihn dann zu beruhigen, »aber gib mir doch wenigstens mal eine Auszeit.«

Danach wurde es wieder etwas ruhiger zwischen den beiden, aber von nun an befürchtete Esther bei jeder kleinsten Auseinandersetzung, dass ihre Mutter ausziehen und ihre Eltern sich doch noch trennen würden. Obwohl sie selbst sehr leistungsbezogen und immer unter den Klassenbesten war, verschlechterten sich ihre Schulleistungen, was zu Konflikten mit beiden Eltern führte. Zum Glück gab es noch ihre beste Freundin und eine Lehrerin, der aufgefallen war, dass mit Esther irgendetwas nicht stimmte, dass ihr etwas auf dem Herzen lag, mit dem sie aber nicht herausrücken wollte. Und dass sie sich wahrscheinlich deswegen am Unterricht, im Gegensatz zu früher, kaum noch beteiligte und auf etwas konzentrieren konnte. Obwohl doch das Abitur bevorstand! Sie beschloss, Esther vorsichtig bei einer guten Gelegenheit einmal darauf anzusprechen.

Dann kam Corona und die Schule schloss.

Esther verbrachte von nun an mit kurzen Unterbrechungen die meiste Zeit bei sich zu Hause. Auch ihr Vater war jetzt häufig im Homeoffice, was die Spannungen zwischen ihren Eltern erneut aufflammen ließ. Oft bekam Esther, wenn sie vor ihrem Computer saß, den Streit ihrer Eltern aus dem unteren Stockwerk mit. Ihre Angst, dass sie sich trennen würden, nahm wieder zu und sie war dann noch weniger in der Lage, dem Distanzunterricht zu folgen. Ihr Zustand verschlimmerte sich von Tag zu Tag, sie litt unter Panikattacken, die sie aber für sich behielt. Und bald war sie zu kaum mehr in der Lage, als auf ihrem Bett zu liegen und, wenn sie wieder den lautstarken Streit ihrer Eltern vernahm, darüber zu grübeln, ob die Eltern ihr nicht seit Jahren etwas vorgemacht hätten und sie vielleicht der einzige Grund war, dass sie überhaupt solange zusammengeblieben waren.

Als ihre Freundin mehrmals anrief, um sich mit ihr zu verabreden, sagte Esther, es ginge ihr nicht so gut, sie wolle sich lieber ganz auf die

Schule konzentrieren, um später nicht zu viel nachholen zu müssen. Esther zog sich immer mehr von allen anderen zurück, ihre Eltern sprachen wegen ihrer eigenen, immer offener zutage tretenden Probleme nur selten mit ihr, und wenn, erkundigte sich ihr Vater hauptsächlich nach ihren Schulleistungen und ließ sie wissen, wie wichtig es für ihre Zukunft sei, ein exzellentes Abitur zu machen. Ihre Mutter schwieg und wirkte auf Esther von der schlechten Atmosphäre zu Hause ebenfalls mitgenommen. Esther traute sich nicht, ihr die Wahrheit zu sagen, dass sie in der Schule so gut wie nichts mehr zustande brachte und so gut wie gar nicht auf die Abschlussprüfungen vorbereitet war. Fragte ihre Mutter dennoch danach, antwortete sie kurz und knapp »Keine Sorge, alles gut«.

Als wieder Wechselunterricht stattfand, meldete sich Esther krank, ohne es ihren Eltern mitzuteilen. Sie hatte Angst, dass man das von ihr versäumte Wissen bemerken und vielleicht mit ihren Eltern reden würde. Es wäre eine Katastrophe. Ihre Eltern würden ausrasten und sich anschließend auch noch gegenseitig die Schuld für Esthers Leistungsabsturz geben. Statt in die Schule zu gehen, irrte sie stundenlang durch die Stadt oder ging zu ihrer Lieblingsstelle am Fluss hinunter und starrte auf das Wasser. »Am liebsten würde ich jetzt sterben, dann wäre alles vorbei« – dieser Gedanke kam ihr jetzt immer häufiger.

Erklären

Esther wächst in einer sehr leistungsorientierten Familie auf. Für ihren Vater bedeutet die Arbeit alles, auch für ihre Mutter steht die Lehrtätigkeit an einer Hochschule ganz im Mittelpunkt ihres Lebens. Esther hat sich diese Einstellung ihrer Eltern zum Vorbild genommen, sie glänzt in der Schule in fast allen Fächern und verzichtet dafür oft auf gemeinsame Unternehmungen mit Freundinnen und Klassenkameraden, die für ihr Alter doch so typisch sind. Trotz schwelender Konflikte in der Partnerschaft haben ihre Eltern ihr ein nach außen hin perfektes Zuhause geboten, großes Haus, großer Garten, in den Schulferien Reisen in die schönsten Gegenden der Welt.

Als ihre Mutter eine Affäre mit einem anderen Mann hat, hält die

Fassade nicht mehr. Esther, selbst ganz auf Perfektion und ihre Leistungen konzentriert, hatte wahrscheinlich gar nicht richtig mitbekommen, dass das Verhältnis zwischen ihren Eltern nicht so harmonisch war, wie sie es nach außen Freunden und Bekannten gegenüber darstellten. Esthers Bild von einer nahezu perfekten Familie bricht mit der von ihrer Mutter geäußerten Absicht, sich von ihrem Mann trennen zu wollen, in sich zusammen. Sie war darauf überhaupt nicht vorbereitet gewesen. Es entsprach einfach nicht dem Bild, das sie von ihrer Mutter bislang hatte. Auch hatte diese – wohl aus eigenen Schuldgefühlen heraus – darüber gegenüber Esther kein Wort verloren. Der Stress, das ambivalente Verhältnis ihrer Eltern zueinander aushalten zu müssen, hatte für Esther schon vor Corona immer mehr zugenommen. Aber sie konnte ihn mit ihrer Konzentration auf die von der Schule gestellten Anforderungen immer wieder herunterfahren.

Doch dann kam Corona. Esthers Situation verschlimmerte sich zusehends, als die Pandemie ausbrach und sie wegen der Schulschließung die meiste Zeit zu Hause verbringen musste.

Esther entwickelte Schuldgefühle, der einzige Grund gewesen zu sein, dass ihre Eltern immer noch zusammen waren und ihre Mutter offenbar in dieser Beziehung unglücklich war. Und darüber hinaus: Vielleicht war sie sogar schuld daran, dass ihre Mutter ihre begonnene Unikarriere damals nicht fortsetzen konnte. Als Kind war Esther häufig krank gewesen und hatte viel Zeit für sich in Anspruch genommen, die bei ihrer Mutter hängenblieb.

Esther war schon 18, aber durch ihren häufigen Rückzug von sozialen Kontakten immer noch sehr unselbstständig und eng mit ihren Eltern verbunden. Autonomie erkämpfte sie sich über ihren unbedingten Leistungswillen, mit dem sie ihren Eltern nacheiferte. Das Eis, auf dem sie sich bewegte, war dünn, sehr dünn. Als sie sich aufgrund ihrer inneren Konflikte, der vielleicht auch übertriebenen Angst, ihre Eltern könnten sich trennen und alles, was sie mit den Jahren an Wohlstand aufgebaut hatten, könnte im Rahmen einer Trennung verloren gehen, kaum noch auf die Schule konzentrieren konnte und sich ihre Leistungen entsprechend verschlechterten, brach zusammen, was ihr bisher so großen Halt gegeben hatte: Ihr

Ideal, immer die Beste zu sein, bekam tiefe Risse. Zusätzlich verlor sie während der Corona-Zeit den noch verbliebenen Kontakt zu den Menschen, denen sie sich mit ihren Ängsten vielleicht hätte mitteilen können. Wie viele ihrer Altersgenossen war sie zu Hause immer mehr nur auf sich allein gestellt und hatte viel zu viel Zeit, ständig über sich, ihre »Fehler« und Schwächen, ob vorhanden oder eingebildet, nachzudenken. Esther geriet immer mehr in einen Sog, sich überflüssig und nutzlos zu fühlen. Und Nutzlosigkeit war das Schlimmste, was sie sich vorstellen konnte.

Esthers Selbstwertgefühl ging gegen Null. Ihr Gefühl für Geborgenheit, Sicherheit und Wirksamkeit hatte sie hauptsächlich aus ihren erbrachten Leistungen gezogen, zu denen sie jetzt nicht mehr fähig war. Am Ende zog sich diese Spirale immer mehr um sie zusammen, sie verlor buchstäblich die Luft zum Atmen und sah den einzigen Ausweg darin, sich umzubringen.

Helfen

Der Begriff »Depression« ist in der Corona-Krise häufig überstrapaziert worden. Nahezu jede und jeder fühlte sich von der Pandemie und mit allen damit einhergehenden Veränderungen im sozialen Leben belastet und oft überfordert: Da waren die eingeschränkten Kontakte, die Sorge, selbst zu erkranken oder andere anzustecken, oder die Ängste um nahe Angehörige. Kamen bei den Erwachsenen dann noch finanzielle Probleme durch Kurzarbeit, drohende Arbeitslosigkeit oder Null-Verdienst bei selbstständigen Kulturschaffenden hinzu, schlichen sich geradezu zwangsläufig depressive Verstimmungen ein, die bei den meisten mit dem Abflauen der Pandemie aber auf Dauer wieder verschwinden dürften. Das Leben öffnet sich wieder und ebenso die Räume, das Verlorengegangene wieder aufzuholen und vielleicht sogar mit dem »Überleben« der Krise einen neuen Blick auf die eigene Zukunft zu haben. Dies gilt nicht nur für die Erwachsenen, sondern ebenso für die Kinder und Jugendlichen. Die Traurigkeit, die sie manchmal empfanden, ihre Freundinnen und Freunde nicht mehr sehen zu können, das Gefühl, kein Licht am Ende des Tunnels zu sehen, wich nach Wiederöffnung der Schulen, der

Möglichkeit, sich wieder mit anderen treffen zu können, einer wahren Aufbruchsstimmung. Die Bilder vom Sommer mit überfüllten Parks, in denen Jugendliche das – vermeintliche – Ende der Pandemie gefeiert haben, die vollen Terrassen vor den Cafés, die massenhaft gebuchten Reisen sprechen diesbezüglich eine klare Sprache.

Bei Esther war das anders. Ihr, deren Leben sich hauptsächlich um Leistung und Erfolg gedreht hatten, gab die Schulschließung, also die Schließung des Ortes, an dem sie sich beweisen konnte, den Rest. Hinzu kamen die für sie plötzlichen offenen Konflikte ihrer Eltern, verbunden mit der Trennungsabsicht ihrer Mutter, die sie schon in »normalen Zeiten« vor der Pandemie kaum hatte verkraften können. Alles zusammen ließ sie, als Corona kam, an sich und ihren Fähigkeiten immer mehr verzweifeln. Sie fand in ihrem Leben keinen festen Halt mehr. Auch hatte sie niemanden, mit dem sie über ihre Gefühle sprechen konnte. Ihre Eltern waren zu sehr mit sich selbst beschäftigt, um mit ihr reden zu können. Ihre Freundin gab irgendwann ihre Versuche auf, sie zu treffen, und die Lehrerin, der sie sich in der Schule vielleicht hätte anvertrauen können, musste sich während der Schulschließungen und des Distanzunterrichts vor allem um jene Schüler und Schülerinnen kümmern, die in der Schule nicht mehr mitkamen oder ganz verloren gingen.

So aber verkroch sich Esther immer mehr in sich selbst. Ab einem bestimmten Zeitpunkt, als die Schule aus ihrem Leben herausfiel, war da nur noch eine große Leere. Möglicherweise wäre ihr das alles auch ohne Corona passiert, aber die Pandemie wirkte wie ein Brandsatz auf ihr Gefühlsleben. Esther brauchte eine Therapie, und zwar möglichst schnell. Sie war tatsächlich suizidgefährdet.

Esthers Zustand wurde nach der Wiedereröffnung ihrer Schule endlich sichtbar. Ihre Lehrerin sprach sie an und alarmierte die Eltern. An die Teilnahme an der Abiturprüfung war nicht zu denken. Sie führte mit Esther ein langes Gespräch, bestärkte sie in ihrem Glauben, eine wunderbare junge Frau zu sein und überzeugte sie behutsam davon, sich unbedingt Hilfe bei einem Therapeuten oder einer Therapeutin Hilfe zu holen. Nach kurzem Zögern fasste Esther den Entschluss, sich in Therapie zu begeben, weil sie wie alle Menschen trotz allem an ihrem Leben hing und für sich dadurch eine Perspektive sah, weiterhin an ihm teilzunehmen. Ihre Eltern waren erst zutiefst erschrocken und besorgt, was anfangs als zusätzlicher Druck bei Esther ankam. Vor allem ihrem Vater war es anfangs etwas peinlich, dass seine Tochter eine Therapie brauchte, aber dann begriff er, was auf dem Spiel stand. Beide Eltern von Esther merkten, dass sie sich zumindest in der letzten Zeit zu sehr um sich gedreht und Esthers Probleme gar nicht wahrgenommen hatten. Das zu ändern, fiel ihnen nicht leicht, aber sie versuchten es.

Nils sieht die Welt wie durch eine Scheibe (21 Jahre)

Verstehen

Seit zwei Jahren studiert Nils Soziologie und Kulturwissenschaften. Auf seinen neuen Lebensabschnitt und sein neues Leben, in einer Großstadt weit entfernt von seinem Elternhaus, hatte er sich wie viele seiner Mitschüler gefreut. Gemeinsam und mit lauter Musik hatten sie tagelang ihr Abitur gefeiert. Anschließend zog es einige mit »Work and Travel« bis in die entlegensten Winkel der Welt, andere blieben bei ihren Eltern zu Hause, wollten zunächst ein Sozialpraktikum machen, um noch ein wenig Zeit zu haben, sich für eine bestimmte Ausbildung oder ein spezielles Studienfach zu entscheiden. Und es gab auch diejenigen, die gar nichts machen wollten, sondern erstmal nur »abhängen« und »chillen«.

Nils gehörte zu denen, die nach der Schule sofort mit ihrem Studium anfangen wollten. Dann wäre er noch jung genug, später für ein Jahr zum Studieren ins Ausland gehen zu können, vielleicht sogar in die USA, davon hatte er schon immer geträumt. Ein weiterer Grund war aber auch, nach Beendigung seiner Schulzeit so schnell wie möglich bei den Eltern auszuziehen, um selbstständig neue Erfahrungen machen zu können. Nils freute sich, in einer anderen Stadt neue Freunde zu finden und das Leben an der Universität kennenzulernen und zu genießen. Endlich keine Schule mehr zu haben, wo man so vieles vorgesetzt bekam, das einen überhaupt nicht interessierte. Endlich keine unangekündigten Klassenarbeiten mehr, keine Noten, keine Sorge, versetzt zu werden. Lernen, was man wirklich wollte.

Nils fühlte sich gut, als er die Haustür, voll beladen mit dem Nötigsten, hinter sich schloss. Er umarmte seine Eltern, die sich offensichtlich mit ihm freuten, dass er einen neuen Abschnitt in seinem Leben so selbstbewusst in Angriff nahm. Seine Mutter wirkte dabei wie immer ein wenig ängstlich, als er sich von ihr verabschiedete: »Pass gut auf dich auf«, gab sie ihm mit auf den Weg. Und Nils verschwand hinter der nächsten Hausecke auf dem Weg zum Bahnhof.

In der neuen Stadt fand er überraschend schnell eine WG mit drei Bewohnern, die ihn herzlich bei sich aufnahmen. Natürlich ging auch er bald zusammen mit den anderen »Erstis« feiern, man traf sich in Clubs und tanzte die Nächte durch. Keine Eltern, die einen erwarteten oder wach blieben, bis man nach Hause kam. Begierig sog Nils alles auf, was ihm von der Uni angeboten wurde. Saß in Vorlesungen und Seminaren, wo er Mareike kennenlernte und sich in sie verliebte. Mareike war älter als er, schon im vierten Semester. Dass ihre Beziehung nach wenigen Monaten zu Ende war, machte ihn traurig und er führte es darauf zurück, noch zu jung und unerfahren für sie gewesen zu sein. Danach konzentrierte er sich wieder mehr auf sein Studium, las viel und verbrachte ganze Tage in der Bibliothek.

Und dann kam Corona. Die Universität schloss ihre Tore, von nun an fanden alle Vorlesungen und Seminare nur noch online statt. Mensa und Bibliotheken machten dicht. Die Clubs und Kneipen, in denen sie Abende und Nächte verbracht hatten, schlossen. Sich irgendwo draußen mit anderen zu treffen, war kaum noch möglich. Zwei seiner Mitbewohner zog es wieder nach Hause – »Ist doch egal, wo der Rechner steht«, meinten sie. Ihre Eltern fanden es auch »vernünftig«, sparte man doch auf diese Weise Geld für Miete und das Leben in einer anderen Stadt. Nils hingegen wollte auf jeden Fall bleiben. Wie viele andere glaubte auch er, dass der ganze Spuk nach einem halben Jahr zu Ende sein würde.

Um Nils wurde es immer einsamer. Die gemeinsamen Abende in der WG, bei denen sie oft so lange zusammengesessen, diskutiert und Zukunftspläne gemacht hatten, ab und zu einen Joint rauchten, gab es nicht mehr. Sein übriggebliebener Mitbewohner zog sich mit seiner Freundin immer mehr zurück. In der Stadt herrschte, wie Nils manchmal empfand, eine geradezu gespenstische Stille und Leere.

Wenn er nachts allein in der U-Bahn saß, überkam ihn manchmal ein komisches Gefühl. Es war nicht direkt Angst, aber seine Umgebung fühlte sich irgendwie fremd an. Auch er überlegte in den Semesterferien, wieder in sein Elternhaus zurückzukehren, hätte das für sich jedoch als Niederlage empfunden. Zu seinen Eltern hatte er zwar ein entspanntes Verhältnis, doch schnell würde er wahrscheinlich wieder in seine alte Rolle als Kind geraten, und auch sie würden, gewollt oder ungewollt, wieder in ihre Elternrolle schlüpfen, vor allem seine Mutter.

Nils hatte seine Mutter, die er liebte, schon immer und auch als Kind sehr ängstlich erlebt. Einmal, er musste so um sieben oder acht Jahre alt gewesen sein, hatten sie Verstecken gespielt und sie konnte ihn nicht sofort finden. Da war sie regelrecht in Panik geraten und hatte ihn, als er endlich von sich aus wieder aufgetaucht war, ohne etwas dabei zu sagen, lange umarmt. Später, wenn er abends länger weggeblieben war, saß sie oft bis morgens um vier Uhr im Wohnzimmer, um zu warten, dass er wieder nach Hause kam. Sie tat ihm leid, aber verzichten wollte er auf die vielen Partys, die sie damals feierten, auch nicht. Sie machte ihm zwar keine Vorwürfe, aber bat ihn, wenigstens anzurufen, wenn er länger als geplant wegblieb. »Ich weiß, dass ich mir um dich zu viele Sorgen mache, dein Vater ist da ganz anders. Versteh bitte, aber bei mir geht es nicht anders.« Nur einmal, als er die ganze Nacht nicht nach Hause gekommen war, flippte sie völlig aus – sie wäre drauf und dran gewesen, die Polizei anzurufen, hätte solche Angst gehabt, dass ihm etwas zugestoßen sei, und ihn auch auf seinem Handy nicht erreichen können. Wenn Nils jetzt viel in seinem Zimmer allein war, fiel ihm vieles aus seiner Kindheit wieder ein. Aber dahin zurück wollte er nicht.

Je länger Corona dauerte, desto einsamer wurde es um ihn. Die leere Stadt wurde ihm immer unheimlicher. Seine Eltern erzählten ihm jetzt Horrorstorys von Bekannten, die an Corona erkrankt waren. Seine Mutter bat ihn inständig, aufzupassen, möglichst wenig das Haus zu verlassen und sich auf keinen Fall mit anderen zum Feiern zu treffen. In den Nachrichten drehte sich sowieso alles nur noch um die Pandemie, wie viele Tausende sich gerade wieder angesteckt hatten und wie viele Menschen pro Tag an dem Virus gestorben waren. Tatsächlich verließ Nils seine WG nun immer seltener, auch weil er so gut wie niemanden mehr außer seinen Mitbewohnern kannte, doch zunehmend auch aus Angst heraus, sich anstecken zu können oder selbst andere mit Corona zu infizieren. Er fing an, vermehrt auf körperliche Symptome bei sich zu achten, die das Virus bewirkt haben könnte. Im Zusammensein mit anderen, selbst wenn es nur zufällige Treffen vor der Uni waren, fühlte er sich zunehmend unsicher und mied bald jeglichen Kontakt. Einmal hatte er seine Maske vergessen und geriet regelrecht in Panik, sie nicht bei sich zu haben. Er verzichtete bald ganz darauf, U-Bahn zu fahren und ging den langen Weg lieber zu Fuß. Und dann, irgendwie ganz plötzlich und wie über Nacht gekommen, hatte er beim Aufwachen das Gefühl, die Welt wie durch eine Scheibe zu sehen, ganz weit weg von sich, wie von ihr getrennt. Jetzt bekam er wirklich Angst, die sich zu regelrechten Panikattacken steigerte, wenn er daran dachte, den Bezug zur Außenwelt zu verlieren.

Nils suchte nach einer Erklärung im Netz für dieses Gefühl, abgeschieden von der Welt zu sein, und wurde bald fündig. »Derealisation« hieß dieser Zustand, und jetzt klickte er sich immer weiter. Könnte das der Anfang einer Psychose sein? Wann würde das wieder aufhören? Hatte das etwas mit dem Kiffen zu tun? Immer mehr geriet Nils in den Sog seiner Ängste und Gedanken, die er mit niemandem teilen konnte. Er schlug nach in einschlägigen psychiatrischen Diagnoseschlüsseln. Seine Angst wurde immer stärker. Oft konnte er, weil er immer nur daran denken musste, verrückt zu werden, den Online-Vorlesungen und Seminaren nicht mehr folgen. Wie sollte es mit seinem Studium denn jetzt weitergehen? Was, wenn er die nötige Punktzahl pro Semester nicht erreichte? Nur wenn die Fremdheits-Symptome in den seltenen Unterhaltungen mit anderen Studierenden nachließen, wurde er unsicher, ob er sich alles vielleicht nur einbilden würde. Aber dann kam das wieder, dass er die Welt um sich herum wie hinter einer Scheibe sah. Um ihnen keine Sorgen zu bereiten, vor allem nicht seiner Mutter, erzählte er seinen Eltern nichts von seinen Ängsten. Stattdessen schwor er sich, damit selbst fertig werden zu müssen.

Erklären

Die Folgen von Corona machten sich, und dies besonders bei jungen Leuten, die sich wie Nils zu Beginn ihres Studiums in einer neuen und für sie fremden Welt zurechtfinden mussten, vor allem auf der Beziehungsebene bemerkbar. Denn Studierende leben, wenn sie sich zunächst in einer neuen Stadt zurechtfinden müssen, vor allem von Beziehungen, besonders von solchen, die sie stark und zunehmend unabhängig von ihrem gewohnten familiären Umfeld machen. Deswegen sind die meisten von ihnen auch ständig auf der Suche, jemanden zu treffen – ob auf dem Campus, im Hörsaal, in der Mensa, in der Bibliothek, ebenso wie in Clubs und Kneipen. Hier wollen sie in der Gesellschaft mit anderen ihre ersten Schritte in die neu erlangte Freiheit wagen. Beziehungen zu anderen vermitteln Sicherheit und auch so etwas wie Geborgenheit in einem zunächst fremden Umfeld. Fehlende Beziehungen und der wegen der Pandemie häufig damit verbundene Rückzug auf sich selbst aber schwächen die eigenen psychischen Abwehrkräfte, insbesondere in Situationen, denen man sich ausgeliefert fühlt und die man als bedrohlich erlebt. Bei Nils kam noch hinzu, dass er nach der Trennung von Mareike ganz allein auf sich gestellt war und sich aus seiner immer stärkeren Angst vor dem Virus nahezu gänzlich von Kontakten Abstand nahm, die für ihn vielleicht noch möglich gewesen wären. Eine Angst, die ihre Vorgeschichte ganz offensichtlich in der übermäßigen Angst seiner Mutter um ihn hatte und die ihn seit seiner Kindheit begleitet hatte. Ihre starke Angst, ihn verlieren zu können. Und jetzt tauchte diese Angst unter verändertem Vorzeichen auch bei ihm auf.

Ängste von Eltern übertragen sich immer auf ihre Kinder, ob sie wollen oder nicht. Schon die ganz Kleinen nehmen sie wahr und werden dann selbst unsicher, ob alles um sie herum stimmt. Später kommen Unsicherheit und diffuse Ängste bezogen darauf, bloß alles richtig zu machen, hinzu. Die Mutter von Nils hatte offensichtlich immerzu Angst, dass ihr Sohn »verschwinden« könne, selbst beim Versteckspiel. Als ob jemand, der aus dem eigenen Gesichtsfeld verschwindet, also »unsichtbar« wird, niemals wieder auftauchen würde. Sehr kleine Kinder überwinden diese Angst, wenn sie ihre wichtigsten Bezugspersonen nicht mehr sehen können, damit, sich vorzustellen, sie seien immer noch da, und zwar in ihnen selbst. Und durch die anschließende Erfahrung, ihre Eltern immer dort wiederzufinden, wo sie sie verlassen haben. Kinder ohne entsprechende »innere Repräsentanzen« ihrer Eltern aber geraten regelrecht in Panik, wenn Mutter oder Vater plötzlich vor ihnen verschwinden. Offensichtlich litt die Mutter von Nils noch als Erwachsene unter solch starken Verlustängsten, die sich jetzt auf ihren einzigen Sohn richteten, wenn er, wie beim Versteckspiel, vor ihr »verschwand« oder in ihren durchwachten Nächten nicht nach Hause kam. Und dann kam Corona und jetzt hatte sie noch mehr Angst, dass ihrem Sohn etwas passieren könnte. Ohne zu wollen übertrug sie ihre eigenen Panikgefühle auf Nils.

In »normalen Zeiten« hätte sich Nils wohl wie bislang gegen dieses ihm von der Mutter übertragene Gefühl gewehrt. Aber Nils befand sich durch seine Kontaktarmut und seine übertriebene Furcht vor Corona bis hin zu seiner plötzlich einsetzenden Wahrnehmungsstörung, die er für sich selbst als »Derealisation« diagnostiziert hatte, jetzt selbst im Panikmodus. Die durch Corona hervorgerufene Isolation und sein kompletter Rückzug von anderen Menschen ließen ihm die Welt fremd vorkommen, wie abgeschnitten von sich selbst. Er sah sie, wie er sich selbst ausdrückte, fortan wie hinter einer Scheibe, so als könnte er sie nicht mehr erreichen, wie getrennt von sich selbst. Für Nils fühlte sich das sonderbar und fremd an. Hinzu kamen seine Nachforschungen im Internet, die seine Ängste nur noch steigerten. Zusätzlich fürchtete er, sein angefangenes Studium nicht fortsetzen zu können, wofür er sich vor seinen Eltern zunehmend schämte. Und er kannte niemanden, mit dem oder der er sprechen und sich mitteilen konnte. In relativ kurzer Zeit war aus einem mehr oder weniger angstfreien Teenager ein von Angst gebeutelter junger Erwachsener geworden. Er hatte Angst davor, irre zu werden, Angst davor, an Corona selbst zu erkranken oder das Virus an andere weiterzugeben.

Helfen

Allein wird Nils seine Ängste auch nach der Pandemie wohl nicht so schnell loswerden. Sie liegen tiefer in seinen Kindheitserfahrungen begraben und wurden durch Corona nur ans Tageslicht gebracht. Mit seinen regen sozialen Kontakten zu anderen in seiner Schulzeit blieben seine Ängste ihm verborgen und er nahm sie für sich lange Zeit gar nicht wahr. Als er dann durch Corona die Beziehung zu Menschen und damit »zur Welt« immer mehr verlor, tauchten die Verlustängste seiner Mutter in anderer Form bei ihm wieder auf, als Angst, in diesem beziehungslosen Zustand selbst verloren gehen zu können. An Covid-19 zu erkranken und zu sterben oder die Welt außerhalb von sich nicht mehr erreichen zu können, was doch die Grundlage für jede Beziehung zu einem anderen Menschen ist.

Nils braucht Menschen, denen er seine Ängste mitteilen kann, und die hatte er in der Pandemiezeit nicht. Der lebendige Austausch mit anderen ist bei allen Menschen, die unter starken Ängsten leiden, ein gutes Gegenmittel. Sich jemandem, dem man vertraut, gegenüber zu öffnen und die Ängste dadurch »wegzureden«, hilft. Nils braucht Menschen, die ihm seine »Beziehungssicherheit« wieder zurückgeben. Manchmal passiert dies wie von selbst durch eine neue, emotional starke Beziehung zu jemand anderem, einer Mitstudierenden oder einem Mitstudierenden.

Als die Uni ihre Präsenzveranstaltungen wieder aufnahm, besserte sich sein Zustand allmählich. Die WG füllte sich und an manchen Abenden saßen sie zusammen und sprachen über ihre Erfahrungen während der Pandemie. Nils konnte mit den anderen dabei auch über seine Ängste sprechen und erhielt viel Unterstützung. Er stellte fest, dass das Virus nicht nur ihn erwischt hatte – in seiner Seele. Indem es bei ihm und anderen Menschen Ängste zum Vorschein brachte und Symptome, die er vorher nicht gekannt hatte.

Mensen und Bibliotheken öffneten wieder, einige Vorlesungen und Seminare fanden auch wieder mit persönlicher Anwesenheit statt. Endlich konnte man sich im Sommer auch wieder draußen treffen. Persönliche Begegnungen waren wieder möglich. Ob das für Nils ausreichte, wieder angstfreier zu werden, wird sich zeigen. Lasten die Eindrücke seiner Erfahrungen während der Corona-Zeit weiterhin zu stark auf ihm und stellen sich seine Fremdheitsgefühle und die damit verbundenen Ängste immer wieder ein, sollte er sich Hilfe und Rat bei der psychologischen Beratungsstelle seiner Universität holen, die ihm einen Therapieplatz vermittelt.

Ebenso braucht Nils für alles, was er jetzt unternimmt, feinfühlige Eltern, die präsent für ihn bleiben, egal, für was er sich auch entscheidet. Vielleicht kann er seine Ängste sogar seiner Mutter anvertrauen, zu der er ja ein gutes Verhältnis hat, und sie ihm aus ihren eigenen Kindheitserfahrungen heraus dabei helfen, seine Angstgefühle besser zu verstehen. Vielleicht erzählt sie ihm mehr von ihren Eltern, die sie als Kind und auch später noch immer nur beschützen wollten aus Angst heraus, sie zu verlieren. Von ihren Großeltern, die im Krieg ihren einzigen Sohn verloren hatten. Ängste, manchmal verbunden mit traumatischen Erfahrungen, wandern oft unbemerkt von einer Generation zur nächsten. Sich über diesen Zusammenhang mit Eltern und Großeltern auszutauschen hilft oft, für das zunächst Unverständliche und Angst auslösende eine Erklärung zu finden.

Nils Chancen, seine »Corona-Krise« zu überwinden und in sein »altes Leben« vor der Pandemie zurückkehren, vielleicht auch mithilfe einer Kurzzeittherapie, stehen gut. Seine unbeschwerte Kindheit, sein Mut und seine Neugierde als Jugendlicher und junger Erwachsener sind dafür die besten Voraussetzungen. Mit neuem Mut und neuen Erkenntnissen über sich selbst wird er eine wichtige Bewährungsprobe auf seinem Weg ins Erwachsenwerden bestanden haben.

KAPITEL 2

Kinder sind Beziehungswesen

Die Corona-Zeit war für viele Kinder und Jugendliche, wie die vorangegangenen Beispiele gezeigt haben, von Beziehungsdefiziten geprägt. Die Welt um sie herum verschwand wie hinter einem Vorhang, hinter dem sich nur noch die Pandemie mit ihren schrecklichen Folgen abspielte. Bei vielen Kindern erzeugte dies Ängste, und sie waren kaum in der Lage, sie mit anderen zu teilen. Manche von ihnen entwickelten dabei deutliche psychische wie auch körperliche Symptome. Ihre Gefühlslandschaft wird sich mit dem Abklingen der Pandemie nicht von heute auf morgen ändern.

Gefühle und insbesondere solche, die ein Kind oder einen Jugendlichen stark belasten, haben über die sie auslösende Situation hinaus fast immer eine Vorgeschichte. Oft reicht sie tief bis in die frühe Kindheit hinein. Was also sind die oftmals unsichtbaren Beweggründe, die die von der Corona-Krise besonders betroffenen Kinder und Jugendlichen so und nicht anders erleben? Darum soll es in diesem Kapitel gehen.

Zweifellos ließen sich die Belastungen, denen sich nahezu alle Kinder und Jugendlichen während der Pandemie ausgesetzt sahen, individuell ganz unterschiedlich ertragen und bewältigen. Ihre Freundinnen und Freunde nicht mehr so häufig wie früher sehen zu können, die Schließung von Kitas und Schulen oder nur zeitweiliger Präsenzunterricht, um nur einige Belastungen während der Corona-Zeit zu nennen, machten manchen Kindern und Jugendlichen offensichtlich weniger aus als anderen. Sie fühlten sich weniger einsam und zurückgelassen und auch weniger ängstlich. Sie suchten aktiv nach Möglichkeiten, die ungewohnte Beziehungsleere, die sie manchmal umgab, zu füllen, und ihre Eltern unterstützten sie dabei mit guten Ideen und Vorschlägen. Andere aber kamen mit der neu entstandenen Situation weniger oder gar nicht gut zurecht. Sie begannen, an sich und ihren Fähigkeiten zu zweifeln, und die empfundene und auch real vorhandene Kontaktarmut brachte zum Vorschein, was sie schon vor der Pandemie beschäftigt hatte. Wie unter einem Brennglas verstärkte sich während der Pandemie ihr Eindruck, »übersehen« und »überhört« zu werden. Ohnmachtsgefühle wurden wachgerufen, gegen das Virus nichts ausrichten zu können und ihm hilflos ausgeliefert zu sein. Hierin aber spiegeln sich Beziehungsdefizite, die die meisten von ihnen schon vor der Pandemie erlebt hatten. Corona erweckte sie zu neuem Leben. Elementare Bedürfnisse, die jedes Kind von Geburt an hat, wurden tangiert und tauchten wieder auf, wie das vorangegangene Kapitel gezeigt hat, oft unter anderem und auf den ersten Blick gar nicht zu erkennendem Vorzeichen.

Die folgenden Abschnitte versuchen, den offensichtlich unterschiedlichen Verarbeitungsweisen der Pandemiefolgen von Kindern und Jugendlichen auf den Grund zu gehen. Im Vordergrund stehen dabei frühkindliche Bedürfnisse, die hauptsächlich auf der Beziehungsebene zwischen dem Kind und seinen Eltern Form annehmen und erfüllt werden wollen. Die Beziehungsdynamik, ob sich das Kind in der Welt sicher und gut aufgehoben fühlt, findet hier ihren Ausgangspunkt und hat viel damit zu tun, wie es sich während der Pandemie zurechtfand und wie es sich nach der Pandemie der ihm nun wieder vertraut werdenden Welt erneut öffnen wird.

Kinder brauchen Resonanz

Kinder kommen, wie die moderne Säuglingsforschung gezeigt hat, bereits als soziale Wesen zur Welt. Aktiv suchen sie schon kurz nach ihrer Geburt sozialen Kontakt. Ihre ersten Gesten und Blicke, ihr Lächeln und später ihre ersten Worte suchen die Bereitschaft ihrer Eltern, sie wohlwollend zu behandeln: »Ich brauche euch! Wenn ihr da seid, fühle ich mich sicher und kann die Welt erobern. Dafür suche ich Kontakt mit euch, wann immer es möglich ist.« Und um diesen Kontakt mit seinen wichtigsten Bezugspersonen aufrechtzuerhalten, setzen Säugling und Kleinkind buchstäblich alle Mittel ein, die ihnen zur Verfügung stehen: Säuglinge strecken ihre Ärmchen erwartungsvoll nach der Mutter oder dem Vater aus, wenn diese sich über sie beugen und suchen schon früh den Augenkontakt mit ihren Eltern. Sie lächeln sie an und, älter geworden, rufen und plappern sie mit ihren Eltern, um auf sich aufmerksam zu machen. Man muss keine Säuglingsforscherin sein, um das Kind als soziales Wesen zu begreifen. Nahezu alle Eltern wissen darum aus eigener Erfahrung.

Auf alle seine Gesten, Blicke und Worte erwartet das Kind von seinen zu Beginn des Lebens wichtigsten Bezugspersonen eine Antwort. Was auch für seine weiteren Entwicklungsetappen gilt: Ein Kind will gesehen und gehört werden. Werden Kinder zu oft übersehen und überhört, verstummen oder rebellieren sie. Sie suchen dann nach anderen Wegen, sich bemerkbar zu machen. Jedes Kind sucht nach Resonanz und braucht sie.

Dass die Welt ihm antwortet, erscheint dem Kind zunächst als selbstverständlich, denn sein Überleben hängt in den ersten Lebensjahren und auch noch später davon ab, dass sich ihm nahe-stehende Menschen um es kümmern. Das Kind organisiert sein soziales Handeln aber nicht nur wirksam, sondern auch als wertvoll für den anderen oder die andere. Es versucht immer sein Bestes zu geben, um bei seinem Gegenüber eine positive Resonanz zu erzeugen. Diese Suche nach Resonanz endet nicht mit der Kindheit. Auch Jugendliche brauchen Resonanzerfahrungen, brauchen das Gefühl, gehört und gesehen zu werden. »Ich werde gehört und gesehen« ist darüber hinaus für alle Menschen eine unmittelbare Erfahrung in der Suche nach ihrer Identität. Angenommen zu werden, wie sie sind.

Finden Kinder und Jugendliche keine Resonanz bei ihrem Gegenüber, vereinsamen sie. Darüber hinaus erzeugen fehlende Resonanzerfahrungen starke Verlustängste. Diese machen sich besonders dann bemerkbar, wenn die erfolgreiche Suche nach Menschen, die sich uns annehmen und unseren Gefühlen öffnen, ausbleibt und sich stattdessen Gefühle von Verlorensein, Einsamkeit und Leere erneut melden. Und genau diese oft schon in der frühen Kindheit entstandenen Gefühle rief die Pandemie bei Kindern und Jugendlichen wieder auf den Plan. Sie fühlten sich, mehr als andere, ihr ausgeliefert. Und gingen entsprechend anders damit um.

Über Urvertrauen und Einsamkeit

Ein Meilenstein in der Entwicklung eines Kindes ist die Fähigkeit, auf die unmittelbare Nähe seiner ihm wichtigsten Bezugspersonen verzichten zu können. Dieser Moment ergibt sich, wenn es nach Vollendung seines ersten Lebensjahres nach und nach den Mut besitzt, sich von Mutter oder Vater zu entfernen, sich etwa auf dem Spielplatz allein aufmacht, hinter einem Busch oder einem Spielgerät verschwindet und den unmittelbaren Blickkontakt zu ihnen verliert. Offensichtlich verfügt es jetzt über das, was die Bindungstheorie eine Art von »innerer Repräsentanz« seiner Eltern nennt. Das meint nichts anderes, als dass es über ein inneres Bild einer genügend guten Mutter oder eines genügend guten Vaters verfügt, wie der Psychoanalytiker Donald Winnicott es ausgedrückt hat. Das Kind hat, gefestigt durch Wiederholungen, die positive Erfahrung gemacht, dass es sich seiner Bezugspersonen sicher sein kann. Nachdem es sich noch ein paar Mal nach ihnen umgedreht hat, vertraut es fest darauf, Mutter oder Vater dort wiederzufinden, wo es sie verlassen hat. Oder wenn sich seine Eltern von ihm vor der Krippe oder der Kita verabschieden, rechnet es fest damit, dass diese später wieder auftauchen und es abholen.

Dieses »Urvertrauen« brauchen alle Kinder, um immer selbstständiger zu werden und die Welt voller Neugierde zu erobern. Vorangegangene Resonanzerfahrungen spielen dabei die wesentliche Rolle. Die Kinder haben sie für sich verinnerlicht, denn ihr unablässiger Beziehungswunsch wurde von ihrer nächsten Umgebung berücksichtigt.

Auch mit zunehmendem Alter suchen Kinder und Jugendliche noch nach Resonanzerfahrungen bei ihren Eltern oder bei Gleichaltrigen. So war es auch während der Pandemie, im Gespräch mit Eltern oder Freundinnen und Freunden. Solche Gespräche, bei denen man sich und seine Nöte angenommen fühlt, beruhigen. Dann wird das Gefühl, dem Virus hilflos ausgesetzt zu sein, schwächer. Fehlende Resonanzerfahrungen aber machen immer einsam. Unerfüllte Beziehungswünsche in der Kindheit verstärken Ohnmachtsgefühle, und die Kinder und Jugendlichen fühlen sich dann, nur allein auf sich gestellt, innerlich leer, verloren und hilflos. Sie haben viel größere Schwierigkeiten, die Folgen der Pandemie für sich aktiv und mit großer Zuversicht zu bewältigen. Stattdessen entwickeln sie starke Ängste, einer für sie ungewohnten Situation ausgeliefert zu sein, die sie aus eigenen Kräften nicht beenden können. Und genau dies unterscheidet die Einsamkeit eines Kindes oder Jugendlichen während der Pandemie von anderen Formen von Einsamkeit, die in manchen Lebenssituationen bewusst gesucht und als angenehm empfunden werden: Die empfundene Einsamkeit während der Corona-Zeit war nicht frei gewählt, sondern fühlte sich wie von außen aufgezwungen an, was sie ja auch war. Hinzu kommt aber wesentlich, dass Kinder und Jugendliche, die darunter besonders litten, dieses Gefühl bei sich schon lange kannten. Der Grund dafür liegt dann oft in der schon lange vor Corona von ihnen erlebten Beziehungsarmut.

Kinder haben existenzielle Bedürfnisse

Der Beziehungswunsch jedes Kindes begleitet alle seine grundlegenden Bedürfnisse, und zwar von frühester Kindheit an. Und tatsächlich hängt von der Berücksichtigung dieser Bedürfnisse vieles ab – eben auch, wie Kinder und Jugendliche mit den Folgen der Pandemie umgehen können. Wenn wir diese existenziellen Bedürfnisse von Kindern und Jugendlichen, wie auch immer sie sich bei ihnen ausdrücken, im Folgenden genauer beschreiben, wird ihre bedeutende Rolle im Umgang mit der Pandemie, die Erfahrungen von Kindern und Jugendlichen immer mitgedacht, offensichtlich.

Die frühkindliche Erfahrung von sicher gebundenen Kindern

(Ur-)Vertrauen: »Wenn ich mich an euch wende, seid ihr für mich da, kann ich mit euch rechnen.«

Geborgenheit und Sicherheit: »Hier und bei euch fühle ich mich gut aufgehoben. Die Welt ist für mich sicher.«

Anerkennung: »Ich werde gesehen und gehört, also bin ich.«

Resonanz: »Die Welt antwortet mir.«

Selbstgefühl (Authentizität): »So, wie ich bin, darf ich sein.«
Selbstwert: »Ich fühle mich wertvoll und angenommen, unabhängig davon, wie jemand gerade mit mir umgeht.«
Wirksamkeit: »Ich kann im Hinblick auf Dinge und Menschen etwas bewirken.«

Kinder, deren Bedürfnisse von diesen positiven Erfahrungen geprägt sind, zeichnen sich durch eine sichere Bindung an ihre bedeutendsten Bezugspersonen aus. Bindungstheoretische Studien haben ergeben, dass etwa Zwei Drittel der Kinder und Jugendlichen von diesen und ähnlichen Erfahrungen geprägt sind. Was aber ist mit den Kindern, die derlei Erfahrungen nur ungenügend und im schlimmsten Falle gar nicht machen konnten? Spüren wir ihren Empfindungen noch einmal anhand der genannten Bedürfnisse nach.

Die frühkindliche Erfahrung von unsicher gebundenen Kindern

(Ur-)vertrauen: »Wenn ich euch brauche, finde ich euch nicht, bekomme keinen Zugang zu euch. «
Geborgenheit und Sicherheit: »Auf die Welt, in der ich lebe, kann ich mich nicht verlassen.«
Anerkennung: »Ich werde häufig übersehen und überhört, so als würde ich gar nicht existieren.«
Resonanz: »Die Welt antwortet mir nicht, ich greife immerzu ins Leere. Da ist kein Echo, das ich vernehme, wenn ich in sie hineinrufe. Sieht denn niemand, was gerade in mir vorgeht?«
Selbstgefühl (Authentizität): »Ich glaube, so wie ich bin, soll ich nicht sein. Gibt es denn niemand, der mich so mag, wie ich bin?«
Selbstwert: »Ich gebe mir doch immer Mühe, euch zu gefallen. Aber so, wie ich bin und behandelt werde, fühle ich mich immer unsicherer. Liegt es vielleicht an mir, wenn ich immer nur Vorschriften bekomme und keiner mich mag und niemand sieht, was in mir gerade vorgeht?«
Wirksamkeit: »Ich kann machen, was ich will, da passiert nichts.«

Als die Welt plötzlich unsicher wurde

Wird die Welt für Kinder plötzlich unsicher wie während der Pandemie, drängen sich ihre existenziellen Bedürfnisse wieder in den Vordergrund. Sie wollen sich weiterhin sicher und geborgen fühlen, sie brauchen Antworten auf ihre Fragen, wollen angenommen, gehört und gesehen werden, suchen nach Hilfe bei ihren wichtigsten Bezugspersonen, um mit einer von ihnen bisher nicht gekannten Situation besser umgehen zu können. Gerade weil die Corona-Zeit bei ihnen vorhandene Ängste, Unsicherheiten und ihr Bedürfnis nach Nähe wieder aufleben ließ.

Was das (Ur-)Vertrauen der Kinder in ihre Eltern betrifft, ihr Gefühl für Geborgenheit und Sicherheit, hatten die meisten Kinder und Jugendlichen vor der Pandemie das Gefühl, sich auf ihre Eltern im Großen und Ganzen verlassen zu können, manche mehr, manche weniger. Sicher gebundene Kinder haben in der Regel weniger Angst, sich auf neues und unbekanntes Terrain zu begeben. Sie vertrauen ihren Eltern, die sie anfangs genügend beschützt haben und, wenn sie älter werden, Ansprechpartner für ihre Probleme bleiben, um sie gemeinsam lösen zu können. Ihre sichere Bindung macht sie weltoffen und mutig. Genau davon profitierten sie schon vor, während und wohl auch noch nach der Pandemie. Sie profitieren von ihrer Selbstständigkeit und vom Vertrauen in sich selbst, auch mit schwierigen Situationen umgehen zu können – allein für sich und mit der Hilfe von anderen. Auch diese Kinder haben Ängste empfunden, was die Krankheit mit ihnen und ihren Nächsten machen könnte, oder quälten sich manchmal mit dem Gedanken, selbst an Corona zu erkranken. Auch sie vermissten ihre Freundinnen und Freunde in der Kita und auf dem Schulhof, und häufig fanden sie dennoch eine Lösung, den Kontakt, so gut es ging, aufrechtzuerhalten. Auch wenn manchmal nur virtuell per Skype oder Zoom – man blieb zusammen und hielt die Beziehung am Leben. Das brachte Erleichterung und das gute Gefühl, in dieser Zeit nicht nur allein auf sich gestellt zu sein. Und ein guter Übergang in die »Nach-Corona-Zeit« war auf diese Weise bereits angebahnt. Ihre Schulkameraden und Altersgenossen bleiben Gesprächspartner, mit denen sie ihre Erfahrungen in der Zeit von Corona auch später teilen können, und werden ihnen nach Ende der Pandemie endlich wieder ganz zur Verfügung stehen.

Andere Kinder, häufig solche mit unsicheren Bindungserfahrungen, deren elementare Bedürfnisse nach Zuwendung und Resonanz schon in ihrer frühen Kindheit zu oft enttäuscht wurden, trugen die Ängste, die Corona bei ihnen hervorbrachte, schon vor der Pandemie in sich. Besonders diese Kinder werden es nach Abklingen der Pandemie auch weiterhin deutlich schwerer haben, denn ihre Gefühle von Leere, Hilflosigkeit und Verlassensein, die sie schon vor der Corona-Zeit empfanden, wurden durch ihre Erfahrungen während der Pandemie erneut aufgerufen und reaktiviert. Dadurch, dass sich die Welt für alle, auch für ihre Eltern, während der Pandemie verändert hat, unsicherer und unberechenbarer wurde, wurde ihr bereits brüchiges Vertrauen, das sie bislang in ihre wichtigsten Bezugspersonen und in ihre eigenen Fähigkeiten setzten, erneut auf die Probe gestellt.

Bislang hatten auch diese Kinder ihre Eltern als mächtig und unverletzbar gesehen, jetzt aber mussten sie häufig feststellen, dass auch ihre Eltern aufgrund der Pandemie Ängste und Unsicherheiten zeigten. Nicht nur, dass sie mit ihnen ängstlicher und unsicherer umgingen, ihre Eltern reagierten jetzt auch häufig unberechenbarer, manchmal auch aggressiv, wodurch eine vom Kind bereits erfahrene Ambivalenz elterlicher Zuwendung neu erfahren wurde. Diese Kinder fanden während der Pandemie nicht genügend Halt, den sie gerade jetzt so dringend gebraucht hätten. Auch Verlustängste, ihre Eltern oder nahe Angehörige zu verlieren, stellten sich bei ihnen schneller ein als bei anderen. Sie konnten oft niemanden finden, dem sie ihre Ängste hätten mitteilen können. Nahe Angehörige oder Großeltern konnten nicht mehr besucht werden und Vertrauenspersonen in Kita und Schule waren plötzlich nicht mehr erreichbar, was sich für jüngere Kinder oft wie ein gänzliches Verschwinden anfühlte. Bei diesen Kindern wird die erfahrene Unsicherheit während der Pandemie, werden wieder aufgerufene Ängste auch nach Corona nicht sofort verschwinden. Besonders Ereignisse, die ihre Beziehungen zu anderen Menschen auf die Probe stellen oder die sie an ihre Erlebnisse während der Pandemie erinnern, können Symptome, die sich bei ihnen in der Corona-Zeit bemerkbar gemacht haben, andauern lassen oder erneut wieder hervorrufen.

Nicht nur für diese Kinder wurde das bereits angesprochene Bedürfnis nach Resonanz durch die Pandemie in Mitleidenschaft gezogen. Alle Kinder litten darunter, wenn ihre Eltern nicht mehr die gewohnte Ruhe und Gelassenheit zeigten, sich auf sie zu konzentrieren, und manche Geste und Antwort ausblieb, die sie gerade jetzt so dringend gebraucht hätten. Im Gegenteil: Die häufigere Anwesenheit von vielen Eltern durch Homeoffice oder Kurzarbeit verstärkte bei ihnen das Empfinden, nicht genügend gehört und gesehen zu werden. Ihr Bedürfnis nach Anerkennung wurde nicht erfüllt. Ihre Eltern waren gleichzeitig da und nicht da. Sie hatten zu arbeiten, sorgten sich um ihre eigene Gesundheit oder die ihrer Kinder und nahen Angehörigen, hatten Angst um ihren Arbeitsplatz, Angst darum, ob das Leben noch einmal so werden würde wie früher, alles Faktoren, die die Beziehung zu ihren Kindern schwächen konnten. Da blieb manchmal zu wenig Zeit für ermutigende und unterstützende Worte, und mancher Stress entlud sich aufgrund des nun engen und bislang nicht oder weniger gekannten Zusammenseins. Konflikte und offener Streit waren oft die Folge.

Statt sich auszutauschen und gemeinsam über ihre Ängste zu sprechen, sind sich in der Corona-Zeit manche Eltern und ihre Kinder fremd geworden. Kein resonanter Raum entstand zu Hause, jede und jeder blieb für sich und musste scheinbar mit den Folgen allein umgehen. Auch in diesem Fall konnten Kinder mit sicheren Bindungserfahrungen, wenn auch häufig erschrocken durch diesen plötzlichen Sinneswandel ihrer Eltern, oft besser umgehen als Kinder, die sich bereits vorher schon nicht genügend gehört und anerkannt gefühlt hatten. Denen hatten ausreichende Antworten der Eltern auf ihre Gefühle und Fragen schon lange gefehlt.

Kinder, auf deren Gefühle schon vorher zu wenig eingegangen wurde und die sich zu oft abgelehnt gefühlt hatten, verloren während der Pandemie noch einmal mehr ihren Glauben an sich, ihre Fähigkeiten und ihre Wirksamkeit. Fehlende Anerkennung, Ohnmachtsgefühle, das Gefühl, übersehen und überhört zu werden, tauchten bei ihnen verstärkt wieder auf. Verstärkt wurden ihr Verlust an Selbstwert und Beachtung, wenn ihre Kita oder Schule sie dann nicht mehr erreichte. Wenn sie sich erneut im Stich gelassen fühlten und in ihrer Umgebung keine geeignete Unterstützung fanden. Angst und das Gefühl wertlos zu sein nahmen zu, zum Beispiel wenn ihre Lernrückstände immer größer wurden und sie im Wechselunterricht die Erfahrung machen mussten, dass andere Kinder besser mit dem Lernen in digitalen Formaten zurechtgekommen waren als sie selbst.

Wir möchten darauf hinweisen, dass die unterschiedlichen Folgen der Pandemie für Kinder und Jugendliche im Zusammenhang mit vorherigen Bindungserfahrungen nicht für eine Unterscheidung zwischen »guten« und »schlechten« Eltern sprechen. Schuldzuweisungen, die hier häufig geäußert werden, sind nicht angebracht. Nahezu alle Eltern lieben ihre Kinder und wollen nur das Beste für sie. Und in den meisten Fällen, in denen Kinder mit der Pandemie nicht gut zurechtgekommen sind und nun die Folgen tragen müssen, hat das nichts mit mangelnder Zuneigung und Liebe ihrer Eltern zu tun. Vielmehr sind es soziale Benachteiligung und geringes Gehalt, das sie zwingt, mehrere Jobs gleichzeitig anzunehmen. Es hat mit engen Wohnverhältnissen zu tun, die Nähe, Geborgenheit und ein altersgemäßes Eingehen auf die Bedürfnisse ihrer Kinder nur schwer zulassen. Oder in Trennungsfamilien muss sich jetzt ein Elternteil, meistens die Mutter, neben der Arbeit allein um sie kümmern. Die Pandemie hat, und auch hier sprechen die vorliegenden Studien für sich, die Spaltung unserer Gesellschaft noch einmal deutlich offenbart. Die einen leben in Verhältnissen, die ein sicheres Aufwachsen ermöglichen, die anderen in solchen, die es Eltern unendlich schwer machen, ihren Kindern das zu geben, was alle Kinder brauchen. Diese Spaltung endlich zu überwinden, durch materielle Verbesserungen, aber auch durch umfassende Hilfsangebote, ist eine Aufgabe, die nach der Pandemie auf die gesamte Gesellschaft zukommt.

Was am Ende bleibt

Die meisten seelischen Probleme, Sorgen, Nöte und Verletzungen von Kindern finden ihren Ausgangspunkt in deren Beziehungsleben – von Geburt an. Corona hat sie, durch die äußeren Umstände begünstigt, nur noch deutlicher hervortreten lassen.

Die durch Corona erzwungene Kontaktarmut hat nahezu alle Kinder und Jugendliche betroffen und viele traurig gemacht, Gefühle von Ohnmacht und Hilflosigkeit erzeugt, auch Wut und manchmal sogar Hass auf diejenigen, die sie behördlich durchgesetzt haben. All diese Gefühle werden mit dem Abebben der Pandemie schwächer werden und bei den meisten Kindern und Jugendlichen wieder ganz verschwinden. Bei anderen werden sie bleiben, weil ihre Erfahrungen in der Corona-Zeit frühkindliche Verletzungen reaktiviert haben. Vorhandene Ängste wurden noch dominanter, empfundene Beziehungsleere steigerte sich zu dem Gefühl, von allen im Stich gelassen worden zu sein. Einige haben sich, wenn auch mit untauglichen Mitteln, gegen das Gefühl, allein gelassen worden zu sein und nicht genügend Beachtung gefunden zu haben, zu Wehr gesetzt, suchten verzweifelt nach immer mehr Aufmerksamkeit, um endlich wahrgenommen zu werden. Oder sie flüchteten sich vor dem Virus in psychosomatische Beschwerden, suchten mit frühkindlichen Verhaltensweisen nach Schutz und Geborgenheit oder waren einfach nur noch traurig, sich selbst und ihre Eltern der Pandemie so hilflos ausgesetzt zu sehen.

Pauschalisierend von katastrophalen Folgen für alle Kinder und Jugendlichen zu sprechen, wird einer genauen Beschreibung und Einschätzung der psychischen Folgen der Pandemie für Kinder und Jugendliche nicht gerecht. Das ist auch deswegen so, weil solche Pauschalurteile nicht die genauen Gründe dafür benennen, warum Kinder und Jugendliche unterschiedlich durch Corona und Lockdown gekommen sind und weiterhin kommen werden. Einige von ihnen haben während der Pandemie sogar von einer neuen Form von Freiheit profitiert, weil der Lockdown ihnen erlaubte, nicht mehr regelmäßig zur Schule gehen zu müssen, und weil sie sich ihr Wissen ohne pädagogischen Druck selbstständig erarbeiten konnten. Andere machten die Erfahrung, Eltern zu haben, die sich abseits ihres Berufes oder auch im Homeoffice ganz besonders um sie gekümmert haben. Diese Kinder hat die Corona-Zeit häufig enger mit ihren Eltern zusammengebracht, aus dem Umstand heraus, dass diese sich nun mehr Zeit für sie nehmen konnten und sie eine neue Form der Gemeinschaft erleben konnten. Daraus ergeben sich auch nach der Pandemie Chancen, das familiäre Zusammenleben neu und anders zu strukturieren, z.B. dass sich Eltern, gerade auch die Väter, fortan intensiver mit ihren Kindern und Jugendlichen beschäftigen. Auch weil sie manches an ihnen entdeckt haben, was neu für sie war und in der Alltagsroutine zuvor untergegangen und verborgen geblieben war. Zum Beispiel, wie selbstständig sie während der Pandemie ihre Aufgaben in Angriff nahmen oder wie kreativ sie mit der ihnen zu Verfügung stehenden Zeit umgegangen sind. Trotzdem werden auch diese Kinder und Jugendlichen ihre Zeit brauchen, wieder ins »normale« Leben zurückzufinden. Auch ihnen, den eher Unauffälligen, müssen wir gerecht werden, und auch sie brauchen wie alle anderen jetzt besonders feinfühlige Eltern und pädagogische Fachkräfte, die ihnen helfen, den Übergang in ein »normales Leben« wieder erfolgreich zu bewältigen.

Viele Probleme, mit denen Kinder und Jugendliche im Gegensatz zu anderen noch länger nach Ende der Pandemie zu tun haben werden, haben – und damit wollen wir dieses Kapitel abschließen – vor allem mit der von ihnen erlebten Verknappung der Ressource »Beziehung« zu tun. Kinder brauchen aber Beziehungen. Sie sind für sie lebensnotwendig. Ohne Beziehungen verkümmern sie, fühlen sich im Stich gelassen, weil ihnen die soziale Resonanz fehlt, weil ihre Stimme kein Echo mehr findet.

Corona hat ihnen dies noch einmal schmerzlich vor Augen geführt. In beziehungsloser Leere gefangen entwickeln solche Kinder dann oft kontraproduktive Strategien, um sich mehr Geltung zu verschaffen. Ihre Zahl wird nach Corona wahrscheinlich zunehmen, weil sie ihre Verlassenheitsängste zunächst einmal ausleben und damit bewältigen müssen. Wenn sie dann erneut Ablehnung und Ausgrenzung erfahren, entwickelt sich daraus ein Teufelskreis – beides kennen sie bereits und dagegen rebellieren sie, um ihre Würde zu verteidigen.

Diesen Teufelskreis zu durchbrechen, wird Aufgabe von Eltern, Pädagoginnen und Erziehern nach der Pandemie sein. Den Kindern auf ihre in der Vergangenheit oftmals enttäuschten elementaren Bedürfnisse eine altersgerechte Antwort zu geben. Ihnen einen resonanten Raum zu öffnen, wo sie gehört werden. Sie ohne Wenn und Aber in das Zusammenleben aller wieder aufzunehmen, wie es nach Corona endlich wieder entstehen kann. Damit sie einen Ort finden, wo sie Hilfe und Unterstützung finden, Antworten auf ihre Fragen bekommen und sich auf diese Weise angenommen, geborgen und sicher fühlen können.

KAPITEL 3

Einsamkeit, Ängste und geplatzte Träume

Wie sämtliche Studien und Untersuchungen zeigen, leidet mehr als ein Drittel aller Kinder und Jugendlichen als Folge der Pandemie unter psychischen Auffälligkeiten. Im Einzelnen werden dabei immer wieder Symptome und Verhaltensauffälligkeiten benannt, auf die wir im ersten Kapitel dieses Buches anhand konkreter Fallbeispiele bereits eingegangen sind. Das folgende Kapitel betont aus der Perspektive der Kinder, Jugendlichen und jungen Erwachsenen, wie und warum gerade in der Corona-Zeit entlang ihrer jeweils besonderen Entwicklungsanforderungen seelische Verletzungen sichtbar wurden, die manche von ihnen auch nach Ende der Pandemie weiter beschäftigen werden.

Zu viel mit sich allein – die Kinder

Viele Eltern haben ihre eigenen Ängste und depressiven Stimmungen, ihre Unsicherheit und die Erfahrung eigener Machtlosigkeit während der Pandemie auf ihre Kinder übertragen. Denn auch bei Erwachsenen wurden vorhandene Dispositionen und Probleme durch die Pandemie getriggert, also wieder hervorgerufen. Ihre Schwierigkeiten im Umgang mit der Pandemie und die damit einhergehenden Veränderungen ihrer Stimmungslage übertrugen Eltern auf ihre Säuglinge und Kleinkinder: ihre sorgenvollen Blicke, ihre gedämpfte Stimmlage und zurückhaltenden Gesten, die plötzlich nicht mehr so spontan und fröhlich erfolgten, wie ihre Kinder es gewohnt waren.

Viele Eltern waren mit sich selbst und den möglichen Folgen der Pandemie beschäftigt. Auch sie waren sie in Sorge, die Krankheit weiterzugeben oder ihre geliebten Eltern nicht sehen zu dürfen. So waren sie jetzt weniger in der Lage, sich ihren Kindern gegenüber so zu öffnen, wie sie es von früher gewohnt waren. Häufiger als sonst übersahen sie deren Bedürfnis nach Aufmerksamkeit oder waren, insbesondere die Mütter, von der Doppelbelastung im Homeoffice und in der Familie betroffen. Weil sie sich zu Hause gleichzeitig um ihre Arbeit und die Kinder kümmern mussten, waren sie oft abgelenkt und zu gestresst, um wie gewohnt auf die Blicke, Gesten und Worte ihrer Kleinsten zu reagieren.

In einer Atmosphäre, die von Unsicherheiten und Ängsten, von Zweifeln und Ohnmachtsgefühlen gezeichnet ist, reagieren viele Säuglinge und jüngere Kinder mit regressiven Symptomen. Sie sehnen sich zurück nach einem »Vorher« und versuchen, die vergangene Zeit wiederzubeleben. Manchmal lautstark, manchmal leise fordern sie dann Nähe und Geborgenheit ein, brauchen mehr Zuwendung, wollen mehr kuscheln, möchten mehr gehört und gesehen werden. Wird ihnen dies häufiger als früher versagt, entstehen Verlustängste, die sich dadurch zeigen, nicht mehr so gut einschlafen zu können wie vorher, so dass ihre Eltern zum Einschlafen noch lange neben ihnen liegen bleiben müssen. Andere Kleinkinder reagieren mit Essproblemen oder nässen oder koten wieder ein, auch wenn sie schon aus dem Windelalter heraus sind. All das sind Symptome und Verhaltensweisen, die in den vorhandenen Studien immer wieder zu den häufigsten Folgen der Corona-Krise bei kleinen Kindern gezählt werden. Diese Symptome aber können Eltern, die bereits überfordert sind, noch mehr stressen, was den Kontakt zu ihren Kindern erschweren kann. Manchmal kommt es dann zu »Bestrafungen« und so entsteht eine Dynamik, aus der beide Seiten, Kinder und ihre Eltern, nicht mehr herausfinden können. Umso wichtiger sind nach der Pandemie Unterstützungsangebote für diese Eltern. Hierzu zählt zum Beispiel ein kostenloses Angebot von Kursen, die Eltern dabei helfen, die verlorengegangene Bindung zu ihren Kindern wieder aufzubauen, und die dabei helfen, dass Eltern und ihre Kinder in eine ihnen wohltuende, von gegenseitiger Achtung geprägte Atmosphäre zurückfinden.

Ein entsprechender Erfahrungshintergrund mit vermehrtem Stress und erlebter Kontaktarmut während der Pandemie galt ebenso für die älteren Kinder. Fasst man die vorhandenen Studien zusammen, litten sie besonders unter Ängsten, depressiven Verstimmungen, Tics oder Vereinsamung, unter Schuldgefühlen, dem Gefühl von Machtlosigkeit oder einem geringen Selbstwertgefühl. Auch bei ihnen ließen sich regressive Tendenzen, also der Rückfall in frühkindliche Verhaltensmuster beobachten, auch sie hatten ein erhöhtes Aufmerksamkeitsbedürfnis oder zeigten aggressive Impulshandlungen. Hinzu traten psychosomatische Störungen wie plötzlich auftretende Bauchschmerzen, Kopfschmerzen oder eine deutliche Gewichtszunahme, wobei sich ihr ständiger Drang, etwas zu sich zu nehmen, als Kompensation mangelnder sie nährender Nähe deuten lässt.

Viele der genannten psychischen Auffälligkeiten von Kindern lassen sich, wie bereits im letzten Kapitel angesprochen, auf die durch die Pandemie hervorgerufene Schwächung ihrer elementaren Beziehungsbedürfnisse zurückführen. Aufgrund häufiger Kontaktarmut und Isolation während der Pandemie litt ihr Gefühl für Sicherheit und Geborgenheit ebenso wie ihr Bedürfnis, gesehen und gehört werden, also ihr Beziehungswunsch nach Anerkennung, wie er sich in resonanten Beziehungsräumen verwirklichen lässt, wie zum Beispiel im eigenen Zuhause, aber auch in Kitas und Schulen.

Aber auch dort, wo entsprechende wechselseitige Kontakte noch möglich waren, herrschte während der Pandemie oft eine Atmosphäre von Angst, der Pandemie hilflos ausgeliefert zu sein, was die Beziehung zu den wichtigsten Bezugspersonen schwächte. Hinzu kam, dass gerade für die etwas älteren Kinder, etwa im Grundschulalter, die Beziehung zu Gleichaltrigen in Mitleidenschaft gezogen wurde, ebenso wie zu ihren Lehrerinnen, die manchen von ihnen vorher Halt gegeben hatten. Die Schließung der Schulen dürfte ein wesentlicher Auslöser für die Schwächung der von vielen Kindern vorher gut entwickelten psychischen Abwehrkräfte gewesen sein. Diejenigen, die schon vorher psychisch geschwächt waren, trafen die Folgen der Pandemie besonders hart. Kinder brauchen Gesellschaft!

Hinzu kam, dass manche ihrer Eltern signifikant mehr häuslicher Gewalt durch Partner oder Expartner ausgesetzt waren. Wie eine Umfrage ergab, wurden im Jahr 2020 158477 Fälle polizeilich registriert, was einen Anstieg von 6 % gegenüber 2019 ausmachte. In manchen Bundesländern lag die Zuwachsrate weit höher. Zwei Drittel der erfassten Betroffenen sind Frauen. Die Dunkelziffer dürfte weit höher liegen, weil viele Betroffene sich nicht trauen, Anzeige zu erstatten.[3] Häufig sind es dann eigene traumatische Kindheitserfahrungen, die Eltern an ihren Partnern und ihren Kindern noch einmal ausleben und sie wiederholen lassen.

Die Corona-Zeit, oft mit häuslicher Enge und der ungewohnten Anwesenheit beider Eltern verbunden, hat in vielen Fällen bestehende Konflikte zwischen Eltern verstärkt. Beherrschten offene Androhungen von Gewalt gegenüber der Partnerin und den Kindern schon vorher die Atmosphäre in der Familie, konnte sie sich jetzt oft unbemerkt und ungehemmt entladen, weil Freundinnen und Freunde, erwachsene Ansprechpartner, Kita, Schulen und ärztliche Betreuung nicht mehr erreichbar waren. Die Folge waren gewaltsame Übergriffe, oft auch auf die eigenen Kinder, wie sexualisierte Gewalt, körperliche Gewalt durch Schläge oder Schütteln, aber auch die Zerstörung einer vertrauensvollen Beziehungsebene durch weniger sichtbare Gewaltausübung wie Bestrafungen durch »Wegsperren« oder den absichtlichen Entzug der gerade für diese Altersgruppe so notwendigen Präsenz und Zuwendung. Zusätzlich erlosch eine fürsorgliche Kontaktaufnahme mit den betroffenen Kindern vonseiten der Kitas und Schulen. Sie blieben dann mehr oder weniger sich selbst überlassen und gingen dabei oft gänzlich »verloren«, weil sich niemand mehr um sie kümmerte.

Ängste von Kindern

Eltern und andere Bezugspersonen haben, wie bereits erwähnt, selbst psychisch und auch körperlich geschwächt durch die Pandemie, ihre eigenen Ängste auf die Kinder übertragen. Dazu zählte die Sorge, selbst an dem Virus zu erkranken, andere mit dem Virus anzustecken, zählten eigene Zukunftsängste, häufig verbunden mit der

3 Umfrage der Welt am Sonntag vom 09. 05. 2021 bei Innenministerien und Landeskriminalämtern in 16 Bundesländern

Sorge um den Arbeitsplatz oder das Einkommen. In manchen Familien entstanden finanzielle Probleme durch Arbeitslosigkeit, Kurzarbeit oder sogar den Ausfall sämtlicher Einnahmen, wie es bei verschiedenen selbständigen Berufsgruppen der Fall war. Manche Eltern schämten sich für die ungewohnte Abhängigkeit von staatlichen Unterstützungsleistungen, und ihre Kinder bekamen das mit.

Auf jeden Fall waren Eltern mehr als sonst mit sich selbst beschäftigt und trotz häufiger Anwesenheit für ihre Kinder nicht mehr so ansprechbar wie früher. Das führte in Verbindung mit den genannten Geldsorgen auch bei ihren Kindern zu Verlustängsten, verstärkt noch durch die Angst, auch ihre Eltern könnten an dem Virus erkranken oder sogar sterben. Schließlich sahen auch viele Kinder im Fernsehen oder in den sozialen Medien in der Zeit von Corona so viele Tote, so viel durch die Pandemie erzeugtes Leid, Bilder, mit denen sie oft alleingelassen wurden, und die sie nicht mehr losließen. Tod und Krankheit waren für die meisten von ihnen bislang kein Thema gewesen, jetzt drängte es sich ihnen von überall her auf. Ohne dafür Antworten zu finden, resultierten daraus neue Ängste, besonders wenn niemand mit ihnen über diese Themen sprach und sie so ihren Ängsten selbst überlassen blieben. Die Ängste führten häufig dazu, den Anforderungen der Schule nicht mehr zu genügen. Hilflos waren viele Kinder auch der Erfahrung ausgesetzt, zu Hause nicht über genügend und zuverlässige Endgeräte für den virtuellen Unterricht zu verfügen. Und oft konnten ihre Eltern ihnen bei den Schulaufgaben nicht helfen. Sie wurden allein zurückgelassen, und ihre Lernrückstände vergrößerten sich ständig, eine Folge der Pandemie, mit der sie noch lange nach Corona zu kämpfen haben werden und die ihr Selbstgefühl schwächt und das Gefühl, gut und wertvoll zu sein.

Ihre Vereinsamung verstärkte zusätzlich bereits vorhandene Ängste und Sorgen, denn während der Pandemie gab es immer wieder lange Phasen, in denen es nicht möglich war, persönlichen Kontakt mit Freundinnen und Freunden aufzunehmen. Nicht nur jüngeren Kindern fehlten die Verabredungen mit anderen zum Spielen, sondern auch älteren Kindern fehlte die Gelegenheit, gemeinsam mit anderen über Ängste und Sorgen sprechen zu können und dabei zu entdecken, dass sie damit nicht allein waren. Seine Freunde wiederzusehen war wohl auch deswegen der meistgeäußerte Wunsch von Kindern und Jugendlichen während der Corona-Zeit. Die damit einhergehende Kontaktlosigkeit hat sie stärker als alles andere belastet. Die persönliche Begegnung mit anderen ent-lastet.

Es wird nach der Pandemie eine wesentliche Aufgabe für Eltern, Erziehende und Lehrkräfte, aber auch für Therapeutinnen und Therapeuten sein, mit den Kindern über ihre Ängste und Sorgen in der Corona-Zeit zu sprechen. Es ist wichtig, ihnen dabei die Möglichkeit zu geben, diese Sorgen offen äußern zu können, um sie auf diese Weise zu lindern und wieder ganz abzubauen. Besonders für die belasteten Kinder gilt es jetzt, die Erfahrungen mit anderen austauschen zu können, statt sie sofort ins »normale Leben« zurückzuführen. Sie müssen auf der Beziehungsebene Unterstützungsangebote bekommen, damit sie aus ihrer Einsamkeit und Isolation langsam wieder herausfinden können.

Fehlende Wirksamkeit

Kinder haben in der Corona-Zeit eine wesentliche Erfahrung gemacht: Sie fühlten sich der vielfach beschworenen Gefahr eines unsichtbaren und todbringenden Virus hilflos ausgesetzt. Dies betraf auch die Kinder, die vorher das Gefühl hatten, mit ihrem Leben ganz gut zurechtzukommen, weil sie an sich und ihre eigenen Kräfte glaubten. Sie gingen davon aus, eine ihnen unangenehme Situation verändern zu können, wenn sie nur wollten, und erhielten dabei Unterstützung. Bei denen aber, die schon vorher aufgrund von Erfahrungen in der frühen Kindheit an ihrer Selbstwirksamkeit gezweifelt hatten, verstärkte sich dieses Gefühl. Manche von ihnen zogen sich dann immer mehr zurück, andere entwickelten aus einer Mischung aus Angst und der erlebten Unfähigkeit, in ihrer nächsten Umwelt etwas verändern zu können, Zwänge wie ständiges Händewaschen, Tics oder Essstörungen. Andere wiederum kompensierten ihre Ohnmachtsgefühle mit dem erhöhten Drang, auf sich aufmerksam zu machen und sich vermehrt aggressiv zu verhalten. Gerade Letzteres ließ sie dann häufig die Erfahrung machen, noch mehr abgelehnt oder sogar dafür bestraft zu werden. Sie fühlten sich weniger beachtet und ernst genommen, was ihr destruktives Verhalten noch einmal steigerte. Auch hier sollten Eltern, aber ebenso diejenigen, die sie pädagogisch betreuen, die während der Corona-Zeit empfundene Machtlosigkeit offen ansprechen und im gemeinsamen Gespräch Wege aufzeigen, die ihnen helfen, ihre Ohnmachtsgefühle zu überwinden. Dies kann, worauf wir später noch zurückkommen werden, durch vielfältige Angebote geschehen. Gift für die ohnehin schon geschwächten Kinder aber sind in jedem Fall erhöhte Leistungsansprüche, sei es bereits in der Kita oder später in der Schule. Diese können bei ihnen erneut Ohnmachtsgefühle hervorrufen, manche von ihnen auch nach der Pandemie von positiven Erfahrungen ausschließen und an sich zweifeln lassen.

Kinder, die durch die Erfahrungen von Ohnmacht und Kontaktbeschränkungen zu Gleichaltrigen an ihrem Selbstwert zweifeln, brauchen nach der Pandemie umfangreiche positive Beziehungserfahrungen, um an verloren geglaubte Stärken und Beziehungen zu anderen wieder anknüpfen und sich im gegenseitigen Austausch mit Freundinnen und Freunden wieder erholen zu können: Gemeinsam die vielfachen Einschränkungen aus der Corona-Zeit zu teilen, im Spiel, beim Lernen und im Sport erst einmal wieder zueinander zu finden, gemeinsam Erfolgserlebnisse zu haben – all das macht stark!

Kontaktarmut und Ohnmachtsgefühle – die Jugendlichen

Auch Jugendliche teilen ihre existenziellen Bedürfnisse nach Vertrauen, Geborgenheit und Sicherheit, Anerkennung mit jüngeren Kindern. Natürlich drücken sie diese Bedürfnisse mit zunehmendem Alter anders aus, artikulieren sie nicht so direkt und mit unmittelbaren Gesten und Worten wie Kinder, aber sie sind bei ihnen nach wie vor vorhanden. Auch sie brauchen die Zuneigung und Präsenz ihrer Eltern, die Unterstützung ihrer Lehrerinnen und Lehrer, brauchen Hilfe, nach der Pandemie wieder zurück in ein »normales Leben« zu finden.

Eine der bedeutendsten Entwicklungsaufgaben von Jugendlichen ist es, sich nach und nach von den Eltern abzugrenzen und darüber immer selbstständiger zu werden. Besonders die Fragen »Wer bin ich?« und »Wohin möchte ich?« begleiten diesen Lebensabschnitt, der zumeist mit der Pubertät beginnt. Um hier für sich Lösungen zu finden, brauchen sie andere Jugendliche, und die Gruppe der Gleichaltrigen gewinnt immer mehr an Bedeutung. Im direkten Kontakt tauschen sie sich darüber aus, wie sie sich das Leben ohne unmittelbaren Einfluss der Eltern vorstellen, werden Fantasien, Vorlieben, Begeisterung für Idole ausgelebt. Hinzu kommt das erwachende sexuelle Begehren, das jetzt ins Leben der Jugendlichen tritt und sie von ihrer Kindheit endgültig Abschied nehmen lässt.

Die Ablösungsphase vom Elternhaus bedeutet einen für beide Seiten oft schmerzhaften, aber wichtigen Prozess, der während der Pandemie häufig ins Stocken geriet. Eigentlich müssten die Jugendlichen sich jetzt abseits des Elternhauses immer wieder von Neuem ausprobieren, was während der Corona-Zeit kaum noch gelang. Ihre Eltern wiederum nehmen wahr, wie ihr unmittelbarer Einfluss auf ihre Kinder, die ihnen jetzt buchstäblich nicht mehr so nahe stehen wie früher, nachlässt. Viele Konflikte, die Eltern mit ihren pubertierenden Kindern austragen, haben eben auch damit zu tun, dass sie langsam die Kontrolle über sie verlieren. Während der Pandemie führte das häufig zu Spannungen, weil Eltern und ihre jugendlichen Kinder jetzt unfreiwillig wieder näher beieinander waren. Auch bei diesem notwendigen Entwicklungsschritt hin zu mehr Selbstständigkeit und neuen Freiheiten hat die Corona-Zeit also ihre Spuren hinterlassen.

Die meisten Jugendlichen sind bewundernswert mit dieser Situation fertiggeworden, auch weil ihre Eltern es verstanden haben, die für dieses Alter notwendige Distanz zu ihnen einzuhalten und gleichzeitig für sie da zu sein. Und wie die jüngeren Kinder fanden auch die Jugendlichen Wege, sich mit Gleichaltrigen zu treffen, ob per Skype, Zoom oder in den sozialen Medien, aber auch, indem sie sich manchmal untereinander verabredeten, sich in Parks und Grünanlagen trafen, um auf diese Weise ihre Ohnmachtsgefühle gegenüber der Pandemie wenigstens zeitweise etwas zu lindern. Alterstypisch setzten sie sich dabei auch manchmal über die vorgegebenen Maßnahmen und Vorschriften hinweg, ohne die Pandemie, die auch ihnen Angst und Sorgen bereitete, damit zu leugnen.

Oft genug jedoch wurde ihre Selbstinitiative blockiert, sei es, indem sie während des Lockdowns von öffentlichen Plätzen von der Polizei vertrieben oder in Parks von den Älteren misstrauisch beäugt wurden, ob sie sich denn auch an alle Regeln hielten, die vorgegeben waren. Dabei steht mittlerweile fest, dass die Ansteckungsgefahr im Freien gering ist und ebenso die Weiterverbreitung des Virus.[4] Dass es sich bei den feiernden Jugendlichen keineswegs um Dealer oder »Ruhestörer« handelte, die öffentliches Eigentum zerstörten oder bewusst andere anstecken wollten, zeigt beispielsweise das behördliche Vorgehen im Mai 2021 in Dieburg, wo sich die Jugendlichen gerne im Skatepark getroffen haben, um wenigstens etwas Freiheit außerhalb der eigenen vier Wände zu genießen und nicht ständig am Computer abzuhängen. Dann also lieber sich zusammen mit anderen in Freien bewegen. Obwohl die Ansteckungsgefahr im Freien weitaus geringer ist als in geschlossenen Räumen, ließ die Stadt eine LKW-Ladung Rollsplitt auf den Boden kippen, sodass skaten jetzt nicht mehr möglich war und wenn, dann nur unter größter Verletzungsgefahr. Der Bürgermeister sagte zu dieser Maßnahme: »Es gibt eine Regel. Und ich muss dafür sorgen, dass diese Regel eingehalten wird – auch wenn auf dem Skateplatz wahrscheinlich keine große Infektionsgefahr bestand.« Ob das Gesetz vernünftig sei, war ihm egal. Seine Aufgabe sei es, das Gesetz anzuwenden.[5]

Dabei sind es unter anderem genau diese Jugendlichen, die ihren Lebensmut während der Pandemie nicht verlieren wollten und die nach Mitteln und Wegen suchten, um weniger unter Zukunftssorgen zu leiden, einigermaßen unbelastet durch die Corona-Zeit zu kommen. Sie, die ihren Lebensmut nicht verloren haben, die trotz Lock-

4 »Lasst sie doch feiern!«. Zeit-online, 09.05.2021 https://www.zeit.de/hamburg/2021-06/hamburg-corona-regeln-partys-schanze-ansteckungsgefahr-superspreading-virusausbruch/komplettansicht

5 »Stadt kippt Skatepark mit Rollsplitt zu, damit Jugendliche ihn nicht mehr benutzen«. Spiegel online 12.05.2021 https://www.spiegel.de/panorama/gesellschaft/dieburg-stadt-kippt-skatepark-mit-rollsplitt-zu-damit-jugendliche-ihn-nicht-mehr-benutzen-a-68eada74-c677-4776-9bab-c37ef4c8e68b

down den Kontakt zu anderen suchten, ohne dabei andere zu gefährden (zumindest nicht mehr als die Erwachsenen im Baumarkt) sie werden diejenigen sein, denen der Übergang in eine Post-Corona-Zeit am leichtesten fallen wird. Sie werden die neue Freiheit, die ihnen dann wieder zur Verfügung steht, mit dem Gefühl, alles in allem ganz gut durch die Corona-Zeit gekommen zu sein, von Neuem genießen. Das Gefühl, zusammen mit vielen anderen die Pandemie gut überstanden zu haben, setzt bei ihnen neue Kräfte und neue Zuversicht frei. Aus dem »Corona-Käfig« befreit wird das Leben wieder schöner.

Auch Lernrückstände aufzuholen macht Kindern und Jugendlichen weniger aus, wenn ihr Selbstwertgefühl während der Pandemie intakt geblieben ist, wozu auch die persönlichen Begegnungen mit den Altersgenossen zählten. Für andere, die sich zu Hause verkrochen, die bereits in ihrer schulischen Umgebung isoliert waren oder nur wenig Unterstützung fanden oder überhaupt keine, werden die Folgen von Corona schwerwiegender sein.

Der größte Wunsch der Jugendlichen war es während Corona, wie alle Studien und ihre eigenen Äußerungen unterstreichen, sich endlich wieder mit ihren Freundinnen und Freunden treffen zu können. Daraus entstand bei den meisten ein neues und ungewohntes Gefühl, sich tatsächlich wieder auf die Öffnung ihrer Schule zu freuen. Weniger wegen des zu erwartenden Unterrichts, der jetzt häufig nur das Ziel haben sollte, Versäumtes nachzuholen, sondern wegen der persönlichen Begegnungen mit den Gleichaltrigen, die in diesem Rahmen wieder möglich wurden und die sie hin und wieder für sich selbst schon während der Pandemie erprobt hatten. Für sie alle kann das Abenteuer des Lebens weitergehen.

Andere Jugendliche aber kamen nicht so gut durch diese Zeit. Getrennt von ihren Freundinnen und Freunden, ohne Schule, die manche von ihnen über Monate nicht mehr betreten hatten, ohne die Möglichkeit, sich mit Gleichaltrigen in Sportvereinen, in Parks, an städtischen Treffpunkten oder auf Plätzen zum Skaten zu treffen, ohne Beziehungen ausleben zu können, verloren sie immer mehr den Kontakt zur Außenwelt. Der Verlust sozialen Miteinanders führte bei manchen dazu, sich immer mehr zu Hause, oft vor dem Computer, einzuigeln. Bei anderen war die Folge, innerlich immer mehr Spannungen aufzubauen, aggressiver als sonst zu werden und sich auch staatlichen Maßnahmen, die ihnen ein Zusammensein nicht erlaubten, zu widersetzen.

Schon früher haben viele Jugendliche bis in die Nachtstunden Computer gespielt oder ständig zum Smartphone gegriffen, um in den sozialen Medien unterwegs zu sein. Aber jetzt, mit zunehmendem Verlust sozialer Kontakte, nahm der Aufenthalt in den virtuellen Räumen überhand und machte geradezu süchtig. Was sollten sie auch tun mit all der Zeit bei gleichzeitiger Selbstisolation? Was tun gegen die immer häufiger auftauchenden Ohnmachtsgefühle, die sie empfanden, als sie sich und ihre Bedürfnisse in der öffentlichen Debatte um die Folgen von Corona nicht genügend berücksichtigt fanden? Also suchten sie Zuflucht bei Influencern und Influencerinnen und machten sich deren Tipps zu eigen, hingen noch mehr als früher am Smartphone ab und streiften in einer Art Dauerschleife endlos durch die sozialen Netzwerke. Sie posteten Videos bei TikTok oder Selfies bei Instagram. Bis in die Nacht hinein wurden Serien auf allen erreichbaren Portalen geguckt, solange, bis man am Ende die eine von der anderen nicht mehr unterscheiden konnte. Bei anderen wiederum führten sexuelle Frustration und mangelnde Begegnungen zu übermäßigem Konsum von Pornos, die ihnen eine Parallelwelt ohne echte Berührungen und ohne echte Gefühle öffnete. Masturbation ließ sie ihre Einsamkeit zumindest für den Augenblick vergessen.

Wenn dann noch der nährende Kontakt zu den Eltern fehlte, stellten sich, auch dies ist durch Studien gut belegt, bei diesen jungen Menschen zusätzlich Einsamkeitsgefühle ein, Verstummen oder auch depressive Verstimmungen, die oft unbemerkt blieben. Hinzu kamen deutliche Symptome wie Selbstverletzung, erhöhter Drogenkonsum oder Essstörungen, die von Eltern manchmal aus eigener Hilflosigkeit übersehen wurden und durch die Schließung der Schulen auch Dritten nicht auffielen.

Wie die Jüngeren brauchen auch diese Jugendlichen nach der Pandemie gute Unterstützungs- und Hilfsangebote, die ihren Kontakt zu Gleichaltrigen wieder herstellen, die ihnen ihr Selbstwertgefühl zurückgeben, bei denen sie Anerkennung und Bestätigung finden. Und einige von ihnen, die besonders unter den Folgen von Corona leiden, brauchen kurzfristig Therapieangebote, besonders in Gruppen mit Gleichaltrigen, die sie in der Einsicht stärken, nicht die einzigen gewesen zu sein, die sich in der Corona-Zeit verirrt und verloren haben.

Geplatzte Träume – die jungen Erwachsenen

Corona ging auch nicht spurlos an den jungen Erwachsenen vorbei. Viele von ihnen hatten nach Ende ihrer Schulzeit ihr Elternhaus für Ausbildung oder Studium verlassen und waren in eine andere Stadt gezogen. Auf die ihnen bevorstehende Zeit hatten sie lange gewartet, sie erschien ihnen als Lohn für alle ihre Bemühungen, mit der Schule fertig zu werden. Eine wunderbare Zeit würde sich vor ihnen auftun, vielleicht die schönste Zeit in ihrem Leben, ein noch nie dagewesenes Reich von Freiheit voller neuer Erfahrungen. Jetzt galt es, andere Menschen kennenzulernen, mit ihnen bei allen Verpflichtungen, die Ausbildung und Studium mit sich bringen würden, gemeinsam die hinzugewonnene Unabhängigkeit zu feiern und das Leben noch einmal anders als in der Pubertät fern vom Elternhaus in Angriff zu nehmen. Im Rückblick empfinden schließlich auch viele Erwachsene diese Zeit als die beste Zeit ihres Lebens und sehnen sich in ihrer Erinnerung noch einmal nach dieser unbeschwerten Lebensphase von damals zurück, als ihnen noch alle Möglichkeiten offenstanden. Viele Popsongs beschwören diese Stimmung: »Those were the best days of my life« heißt es entsprechend in »Summer of 69« von Bryan Adams, das sich bis heute über alle Altersgruppen hinweg größter Beliebtheit erfreut. Aber auch die Schattenseiten, die diese Zeit zu einer der vielleicht härtesten Etappe in der Entwicklung junger Menschen werden lassen, werden in vielen Liedern angesprochen: »We're happy, free, confused and lonely at the same time. It's miserable and magical« singt die Pop-Ikone Taylor Swift in ihrem Song »22«. Glück und Freiheit, das Ausleben von Sexualität, aber auch Unsicherheit und Einsamkeit liegen oft so dicht beieinander wie in keinem anderen Lebensabschnitt. Auch viele Romane und Filme handeln davon.[6]

Neben der neu gewonnenen Freiheit fallen nun die Leitplanken endgültig weg, die den jungen Menschen bei allen Absetzungsversuchen in der Pubertät dennoch und oft verschwiegen lieb und teuer waren: Schule und Elternhaus. Zum ersten Mal in ihrem Leben wird es jetzt ernst mit der Frage: Wohin will ich in meinem Leben, was genau mit ihm anfangen? Schließe ich meine Ausbildung oder mein Studium erfolgreich ab? Habe ich überhaupt die richtige Wahl getroffen? Was wird die Zukunft mit sich bringen, die für unsere Generation vielleicht kein besseres Leben als das unserer Eltern verspricht?

Probierte man sich am Ende der Pubertätszeit in der Beziehung zum ersten Freund oder zur ersten Freundin noch aus, bedeutet der Bruch einer bereits längeren Beziehung Mitte zwanzig weitaus mehr: Eine vielleicht schon ins Auge gefasste gemeinsam beschlossene Perspektive erlischt, und man wird sich wieder allein und ohne den Trost der Eltern ganz neu zurechtfinden müssen. Hinzu kommen bei vielen Studierenden finanzielle Probleme, Probleme bei der Zimmersuche, überteuerte Mieten, aber auch Fragen nach der sexuellen Orientierung und vieles andere mehr.

Das alles zu bewältigen ist nicht einfach. Den meisten gelingt es, doch viele müssen in dieser Zeit auch mit psychischen Problemen fertig werden, mit denen etwa ein Drittel der Studierenden zu tun bekommen: Darunter sind, folgt man den Berichten von Beratungsstellen für Studierende, hauptsächlich Angstzustände, depressive Verstimmungen, Arbeits- und Schlafstörungen, Sorgen darüber, was die Zukunft mit sich bringt.

Corona hat die Versprechen, die mit diesem Lebensabschnitt verknüpft waren, vielfach gebrochen. Der Drang der jungen Menschen nach Freiheit, die Chance, sich endlich unbeschwert mit Gleichaltrigen zusammenzutun, abends gemeinsam zu essen, Nächte in den Clubs durchzumachen, das Feiern in Parks und Wohngemeinschaften, alle diese Zusammenkünfte fielen plötzlich weg. Hinzu kamen

---

6 Claus Koch: Pubertät war erst der Vorwaschgang. Wie junge Menschen erwachsen werden und ihren Platz im Leben finden. Gütersloh, 3. Auflage 2019

für die Studierenden geschlossene Mensen und Bibliotheken, Seminare und Vorlesungen fanden nur noch virtuell statt, ihre Mitstudierenden waren nur noch in Briefmarkengröße auf dem Bildschirm und auf dem Smartphone gar nicht mehr zu erkennen.

Um die jungen Menschen wurde es einsam, und manche von ihnen kehrten frustriert zurück in ihr Kinderzimmer, auch, weil letztlich egal war, wo ihr Computer stand, um weiterhin ihr Studium zu absolvieren. Viele von ihnen warf dieser Schritt in ihrer Entwicklung zurück. Ungewollt gerieten sie wieder in die Rolle des Kindes und auch, wenn ihre Eltern sich alle Mühe gaben, ihnen neue Freiheiten zu gewähren, so kehrten auch sie in ihre typischen Rollenmuster zurück. Bekamen sie vorher einfach nicht mit, wann ihre Tochter die Nacht fernab von ihnen verbrachte und zu welchem Zeitpunkt sie in die Wohngemeinschaft zurückkehrte, machten sie sich jetzt wieder Sorgen, wenn ihre »Kinder«, sofern es wegen der Ausgangssperren überhaupt möglich war, noch lange nach Mitternacht ausblieben.

Denen, die fernab ihrer Eltern studierten oder ihre Ausbildung absolvierten, nahm Corona, zumindest fühlten das viele von ihnen, alles, worauf sie sich so lange gefreut hatten. Manche fühlten sich wie in einen Käfig eingesperrt und suchten dennoch nach Möglichkeiten, ihre Zeit und hinzugewonnene Freiheit produktiv zu gestalten. Andere aber ließ die Einsamkeit, in die sie nun hineingeworfen worden waren, mutlos und depressiv werden. Hoffnungslosigkeit und Versagensängste machten sich breit. Die Uni, eben auch ein Ort lebendiger Beziehungen, wurde zum toten Ort. Sie blieb ihnen verschlossen und damit die Möglichkeit, Bekanntschaften zu schließen, gemeinsam das neugewonnene Wissen zu teilen, sich zu verlieben.

56 % aller Studierenden gaben im März 2021 in einer Civey-Befragung für die AOK Baden-Württemberg an, unter dem Lockdown psychisch stark oder sehr stark zu leiden. Sie fühlten sich am häufigsten antriebslos, einsam und müde, überfordert und hoffnungslos. Ein Viertel aller Studierenden hatte Zukunftsängste und 42 % litten besonders unter Einsamkeit.[7]

---

7 https://aok-bw-presse.de/ressorts/lesen/studierende-leiden-unter-lockdown.html

Auch diejenigen, die durch genügend gute Bindungserfahrungen in ihrer Kindheit das Vertrauen in sich selbst bewahrt hatten, wurden durch die neuen, sich drastisch verändernden Lebensumstände während der Corona-Zeit erschüttert. Ihr Traum von einem Lebensabschnitt, der so viele Möglichkeiten und Freiheiten für sie bereithalten würde, zerschellte an einem unsichtbaren Virus, auch wenn sie wussten, in den meisten Fällen einer Ansteckung glimpflich davonzukommen. Auch sie machten sich Sorgen um Eltern und Großeltern und erfuhren von Menschen, die sie kannten, deren schwere Krankheitsverläufe. Ihre Prognose für die Zeit nach Corona ist für die meisten dennoch günstig. Noch jung, vertrauen sie darauf, das Versäumte schnell wieder nachholen zu können.

Andere hatten es in dieser Zeit aber schwerer. Vorhandene Unsicherheiten und Ängste verstärkten sich. In der »Fremde« fernab ihrer gewohnten Umgebung und getrennt von Freundinnen und Freunden, die ihnen Halt hätten geben können, wuchs ihre Verzweiflung an der sichtbaren und erfahrbaren Einsamkeit. Manche verloren das Vertrauen in ihre Selbstwirksamkeit, sie zogen sich, genau wie die jüngeren Schülerinnen und Schüler, immer mehr von allem zurück. Versagensängste nahmen zu und manche kifften zu viel, um die Zeit totzuschlagen. Sie fingen an, ihre Ausbildung oder ihr Studium zu vernachlässigen, was BAföG-Zahlungen gefährdete und häufig Schuldgefühle und zusätzliche Ängste bei ihnen auslöste. Andere litten unter plötzlich auftretenden psychosomatischen Beschwerden oder Krankheiten, und da war niemand, mit dem sie sich darüber austauschen und sprechen konnten. Hinzu kamen bei manchen jungen Erwachsenen regelrechte Wahrnehmungsstörungen, ein Gefühl von Realitätsverlust. Die Wirklichkeit erschien nur noch verschwommen und in großem Abstand von ihnen, womöglich die Folge übermäßigen Cannabisgenusses, aber auch ihrer sozialen Isolation. Die Welt außerhalb von ihnen erschien ihnen, je länger die Pandemie andauerte, immer weniger erreichbar.

Den meisten Studierenden wird es nach Abklingen der Pandemie wieder besser gehen. Sie haben die neue Freiheit vor Augen und die Möglichkeit, wieder mit anderen Studierenden Kontakt zu haben, gemeinsame Ziele zu verwirklichen und sich mitteilen zu können.

Wenn die Hörsäle und Mensen wieder geöffnet haben und sich die Clubs und Kneipen wieder füllen, werden sie in ihr soziales Leben zurückfinden und sich in gemeinsamen Gesprächen an die »Verrücktheiten« der Corona-Zeit zurückerinnern. Sie werden darüber gemeinsam lachen und die neu gewonnene Freiheit vielleicht sogar intensiver als vor Ausbruch der Pandemie genießen. Andere hat nicht das Virus, haben aber seine Folgen stärker getroffen. Sie brauchen nach der Pandemie noch die Möglichkeit therapeutischer Unterstützung. Vielleicht hat sie die Corona-Zeit auf bereits vorher vorhandene psychische Probleme aufmerksam gemacht. Ein Therapieangebot anzunehmen ist kein Zeichen von Schwäche, sondern bietet die Chance, mehr über sich zu erfahren als es ohne die Pandemie möglich gewesen wäre.

KAPITEL 4

Spielen vor und nach Corona

Lisa, sechs Jahre alt, ist mit ihren Eltern im Wald wandern. Unterwegs machen sie an einem kleinen Bach Rast, eine Stelle, die Lisa schon kennt, denn hier waren sie während der Corona-Zeit schon oft gewesen. Während sich Lea, ihre 14-jährige Halbschwester, mit ihrem Smartphone etwas abseits von der Familie niederlässt, um mit Freundinnen zu chatten, setzt sich Lisa neben dem Bach ins hohe Gras und schält von einem dort liegenden Baumstamm ein kleines Stück Rinde ab. Das soll ihr Boot werden. Den gebogenen Boden legt sie mit Gras aus, darüber kommt eine Schicht Moos. Jetzt kramt sie aus ihrem Rucksack zwei Streichholzmenschen hervor, die sie sich zu Hause aus Korken gebastelt hat und von denen sie immer ein paar bei sich hat. Sie legt sie ins Boot, das sie vorsichtig ins fließende Wasser setzt. Ein paar kreisende Bewegungen noch und dann nimmt ihr Boot Fahrt auf. Lisa stellt sich vor, was die zwei jetzt alles erleben werden. Ihre Eltern haben ihr erzählt, dass alle Bäche und Flüsse irgendwann ins Meer fließen, und Lisa träumt davon, dass auch sie später irgendwann einmal auf einem Schiff das Meer erreicht. Sie würde an einem Hafen aussteigen und viele Abenteuer erleben. Leider ist ihr kleines Boot inzwischen schon am nächsten Ast hängengeblieben und droht unterzugehen. Lisa stürzt los, jetzt ist sie Seenotretterin. Sie fischt die zwei Korkenmenschen aus dem Wasser und legt sie neben sich. Nun muss sie sie untersuchen und wieder gesund machen, denn sie haben viel Wasser geschluckt. Aber bald werden sie ihre Reise, da ist sie sich sicher, wieder antreten können. Als sie später zu ihren Eltern zurückkehrt und wieder mit ihnen in die Stadt fährt, hat sie Corona völlig vergessen und wundert sich plötzlich über die Masken, die dort alle tragen. Jetzt fällt ihr wieder ein, dass man draußen ja eine Maske braucht, und auch sie kramt ihre bunte Kindermaske heraus, als sie aus dem Auto ausgestiegen sind und zurück nach Hause gehen.

Lisa hat die Corona-Zeit, so sagen ihre Eltern, gut überstanden. Manchmal hat sie sich sogar gefreut, wenn die Schule ausfiel, weil sie dann für sich allein so viel spielen konnte, wie sie wollte. Auch ihr fehlten ihre Freundinnen und die sozialen Kontakte in der Schule, aber längst nicht so sehr wie ihrer älteren Schwester. Der fielen die ständigen Schulschließungen und der Wechsel zwischen Schule und Distanzunterricht viel schwerer. Die Spiele ihrer kleinen Schwester fand sie albern, und manchmal störte sie Lisa mit Absicht, wenn sie gerade etwas bastelte, oder erschreckte sie, wenn sie nur einfach vor sich hinträumte, was zu großem Geschrei auf beiden Seiten führte. Lea, mitten in der Pubertät, hasste es, ihre Freundinnen oft tagelang nicht sehen zu können. Schule hatte sie schon vor Corona langweilig gefunden und Digitalunterricht entsprechend überflüssig. Außerdem meldete sich auch niemand bei ihr, wenn sie nicht daran teilnahm. Dennoch wünschte sie sich wie die meisten Jugendlichen, dass die Schulen wieder öffnen würden. Nicht wegen des ausgefallenen Unterrichts, sondern wegen der fehlenden Kontakte mit anderen.

Warum spielen Kinder?

Kinder spielen, um sich selbst und in der Beziehung zu ihrer Umgebung zu erfahren. Sie tun es nicht bewusst, zu Beginn ihres Lebens oft allein und ohne jeden Plan. Spielerisch und jenseits jedes Leistungsgedankens wollen sie einfach nur sich selbst und ihr Gegenüber spüren und erreichen. Werden sie dabei in Ruhe gelassen und nur manchmal in ihrem Spiel von Erwachsenen begleitet, ohne dabei überfordert zu werden, sind sie völlig in ihr Spiel versunken. Fühlen sie sich sicher und geborgen, können sie ihre Traumreisen an unbekannte Orte antreten und immer mehr ausweiten. Dann begeben sie sich, wenn sie älter werden, in ihrer Fantasie in unwegsames Gelände. Neugierig und ohne Angst verlassen sie den sicheren Hafen ihrer bedeutendsten Bezugspersonen und wagen sich wie Lisa hinaus aufs offene Meer.

Spielen und Lesen haben viel miteinander zu tun. Auch beim Lesen verlassen Kinder die Wirklichkeit, in der sie leben, erfahren vom Schicksal anderer Kinder, träumen von fremden Welten und von Menschen, denen sie in dem Buch, in das sie gerade vertieft sind, begegnen und die sie sich manchmal zum Vorbild nehmen. Spielen und Lesen lenken Kinder überall auf der Welt von schlimmen Erfahrungen ab, auch von der Pandemie und ihren Folgen. Spielen tut allen Kindern gut.

Spielen hilft auch gegen Ängste. Wird die Umwelt zu bedrohlich, flieht Lisas kleines Pferd in seinen Stall, wo es sich sicher und geborgen fühlt. Dann sind da seine Mama und sein Papa und passen gut auf es auf. Spielen kämpft auch gegen das Gefühl von Machtlosigkeit an. Denn Kinder nutzen das Spiel, weil sie dabei gute Wirksamkeitserfahrungen machen: *Sie* haben es in der Hand, was geschehen soll. *Sie* sind die Akteure, die das Spiel in Gang setzen, ihm eine Bedeutung geben, es zu Ende bringen und es jederzeit wieder von vorne beginnen können. *Sie* sind die Ärztin, die den kranken Opa wieder gesund macht. *Sie* schmuggeln die Eltern verkleidet ins Altersheim, damit diese ihre Eltern sehen können.

Gemeinsames Spielen, ob Fangen oder Verstecken, gemeinsam ein tiefes Loch zu graben oder im Wald zusammen auf der Suche nach einem Monster zu sein, das sein Versteck im tiefen Gebüsch hat, verbindet mit anderen. Kinder brauchen solche »unorganisierten« Spiele und erproben dabei ihre Vorstellungskraft viel mehr als bei vorgesetzten »Attraktionen«. Spielen mit Spielgefährten ist ein gutes Mittel gegen Einsamkeit und Alleinsein.

Kommen Kinder in die Pubertät wie Lisas ältere Schwester, erlischt ihre Freude am kindlichen Spiel und wird zunehmend ersetzt durch die Kontakte zu Gleichaltrigen, die jetzt immer wichtiger werden. Aber in ihren altersgemäßen Fantasievorstellungen lebt die ursprüngliche Spielidee weiter, wenn sie werden wollen wie die angehimmelte Popsängerin oder wie die Hauptfigur einer Serie, die für das Gute kämpft und am Ende das scheinbar übermächtige Reich der Bösen besiegt. Und natürlich nehmen auch Vorstellungen von Liebe und

Sexualität einen immer größeren Raum in ihrer Gedankenwelt ein. Wenn alles gut läuft, dann behalten Kinder ihre Fantasiewelten bis ins Erwachsenenalter.

Meint es die Wirklichkeit nicht so gut mit ihnen, und genauso haben viele Kinder und Jugendliche die Corona-Zeit empfunden, dient ihr Spiel manchmal nur noch als Fluchtort vor sich selbst und vor der Welt, die sie umgibt. Computerspiele, bei denen sie ihre Aggressionen ausleben können, und die Identifikation mit Mächtigen, die jede Situation in den Griff bekommen, oder mit schönen Influencerinnen, denen die Pandemie nichts anhaben kann, ersetzen dann die ursprüngliche, auf Gemeinsamkeit bedachte Spielidee. Größenfantasien dienen jetzt dazu, andere zu beherrschen, um eigene Ohnmachtsgefühle zu kompensieren. Manche ziehen sich, gerade wenn sie keinen Kontakt zu Gleichaltrigen haben können, ganz aus der Wirklichkeit zurück und wollen ihre Gedanken nicht mit anderen teilen. In ihrer Fantasie überhöhen sie sich selbst und ihre Fähigkeiten. Nun aber bleibt alles, was sie sich vorstellen, ohne Echo von außen. Solche Kinder und Jugendliche vereinsamen, was während der Pandemie häufig geschehen ist. Es wird die Aufgabe von Eltern, Erzieherinnen, Lehrern und anderen Erwachsenen sein, sie spielerisch wieder in die Gemeinschaft mit anderen zurückzuholen.

Dialogisches Spielen als Brücke zum anderen

In gewisser Hinsicht spielen *alle* Kinder von Geburt an, denn ihr Spiel öffnet ihnen den Zugang zu sich selbst, zur Welt und zu ihren nächsten Bezugspersonen. Wir können diese Form des Spiels auch als Anfänge eines »dialogischen Spiels« bezeichnen. Es schafft gewissermaßen die Voraussetzungen zu allen weiteren Spielarten. Dazu gehört auch das Spiel mit sich selbst, wenn der Säugling seine Hände, Füße, sein Geschlecht, seinen ganzen Körper spielerisch erforscht.

Alles beginnt schon kurz nach der Geburt mit dem Blick und der darin versteckten Frage, ob dieser Blick wie erhofft auch von denen, die es ansieht, erwidert wird. Denn auch so entsteht Resonanz, deren Bedeutung wir schon mehrfach in diesem Buch hervorgehoben haben. »Ich werde gesehen, also bin ich«, erfährt der Säugling. Und: »Ich bin wichtig, ich bin es wert, denn ich erhalte vom anderen eine Antwort.« Entwicklungspsychologen und Bindungsforscher sprechen in diesem Zusammenhang von einem »Tanz der Blicke«, in dem sich das Kind im Gegenüber verliert und dennoch völlig bei sich ist.

Dasselbe geschieht im sogenannten »Lächeldialog« und auch später, mit etwa 18 Monaten, wenn das Kind ersten Worte an seine Bezugspersonen richtet und hofft, eine freundliche, ihm zugewandte Antwort zu bekommen. Auch die Zeigefunktion, wie wir sie bei den Jüngsten im Alltag immer wieder beobachten können, spielt eine wichtige Rolle. Das Kind zeigt auf etwas und will damit sagen: »Seht her, das interessiert mich! Das ist mir gerade wichtig.« Auch in diesem Fall freut es sich, wenn seine Eltern oder andere Erwachsene ihm antworten und das von ihm Gezeigte nicht einfach ignorieren.

In diesem spielerischen Austausch mit einem Gegenüber zeigt sich auch die Fähigkeit des Kindes zur Mentalisierung. Mentalisierung bedeutet, sich selber mit den Augen des Gegenübers wahrnehmen und den anderen mit den eigenen Augen. Mentalisieren bedeutet, Empathie für den anderen zu empfinden, weil man sich in sein Gegenüber, seine Stimmung und seine Absichten hineinversetzen kann. Dies kann aber nur gelingen, wenn ich schon als Kleinkind auf meine Blicke, Gesten und Worte Resonanz erfahren habe. Anders formuliert: Im dialogischen Spiel, das mich mit einem anderen verbindet, treffe ich zunächst mit meiner inneren Realität auf die äußere Realität meines Gegenübers. Aus der Art, wie diese Person auf mich antwortet, kann ich ihre innere Realität deuten, ob sie glücklich ist oder traurig, ängstlich oder mutig. Ich kann mir darüber, wenn man so will, eine eigene kleine »Theorie« bilden. Ein kleines Kind sagt dann zu seinem Bären: »Du siehst krank aus«, und untersucht ihn entsprechend. Und dann bekommt der Bär einen Verband und freut und bedankt sich. Kinder wie Lisa freuen sich, dass es ihren Streichholzmenschen gut geht und stellen sich vor, dass sie sich bei ihnen bedanken: »Danke, dass du mich vor dem Ertrinken gerettet hast.« Oft sprechen sie die erfundenen Dialoge dann vor sich hin.

Die Bedeutung von Intermediärräumen

In der spielerischen Begegnung mit dem anderen entsteht das, was der englische Kinderarzt und Psychoanalytiker Donald Winnicott »unsichtbare Intermediärräume« nennt. In diesen Räumen kommen zwei Dinge zusammen: die Innenwahrnehmung (Mir geht es gut) und die Außenwahrnehmung (Die Welt kommt im Spiel auf mich zu). Zusätzlich geht es darum, dass in dieser »Zwischenzone« für das Kind »Möglichkeitsräume« entstehen wie im beschriebenen Spiel von Lisa oder im Dialog mit einer Puppe, einem Pferd oder einem Gegenstand. »Möglichkeitsräume« haben den Vorteil, frei gestaltet werden zu können. Spiel-Intermediärräume ergeben sich dann zwischen der eigenen Fantasie und der äußeren Realität. Das Alter von drei bis sieben Jahren, das der Schweizer Entwicklungspsychologe Jean Piaget auch als die Phase »magischen Denkens« bezeichnet hat, eignet sich für solche Fantasiespiele ganz besonders. Denn hier eröffnet sich dem Kind eine Welt, in der es sich ganz nach eigenem Belieben ausmalen kann, was sein könnte, was wäre, wenn … Gerade Kinder in diesem Alter sind noch nicht so fixiert darauf, dass etwas »wirklich« ist. Ihr Vorstellungsvermögen kennt keine Grenzen.

Lisa setzt ihr Holzschiff, das eigentlich nur ein kleines Stück Baumrinde ist, in den Bach. Aus dem Holzstück wird ein Segelboot, im Segelboot sitzen sie selbst oder ihre Stellvertreter, und schon bald erreicht das Schiff das Meer. Wenn das Boot kentert, kommen andere Boote zur Hilfe. Die ganze Reise spielt sich ausschließlich in Lisas Fantasie ab. Auf diese Weise fährt sie selbst mit. Dasselbe geschieht, wenn sie sich im Spiel mit jemandem identifiziert, der oder die sie gerne sein will: eine Fee, die zaubern kann, das kleine Fohlen, das seine Mama sucht, der Baggerführer, Bauarbeiter, die Ärztin, die ein Kuscheltier wieder gesund macht, die Artistin, die bis unter die Zirkuskuppel schwebt und wenn auch nur am unteren Ast eines Baumes. Auch in diesen »dialogischen Spielen« mit sich selbst wechselt das Kind seinen Realitätsbezug, und alle Möglichkeiten öffnen sich.

Eine wichtige Funktion hat dabei auch das Rollenspiel. Mutter-und-Kind-Spiele sind Klassiker, es können aber auch Puppen oder Stofftiere sein, die stellvertretend für das Kind handeln. Manchmal reichen auch zwei Waschlappen, die miteinander kämpfen. Kinder können sich insbesondere mit dem Rollenspiel stundenlang beschäftigen und erschließen sich dabei immer neue Welten. Spielen bedeutete auch in der Corona-Zeit für alle Kinder, die Pandemie zumindest für kurze Zeit zu vergessen.

Ist es Kindern aus unterschiedlichen Gründen verwehrt, spielerisch Kontakt mit sich selbst und mit anderen aufzunehmen, bewegen sich ihre Gedanken wie in einem leeren Raum. In dieser Leere verliert sich das Kind wie in einer Landschaft, in der immer alles gleich ist. Viele psychische Auffälligkeiten eines Kindes finden, wie wir schon mehrfach betont haben, in solch einer inneren Leere ihren Ausgangspunkt. Dann kann das Spiel von stereotypen Bewegungen oder Tics abgelöst werden, und im schlimmsten Fall stößt das Kind seinen Kopf immer wieder an die Wand, um sich wenigstens auf diese Weise zu spüren. Oder es läuft ständig hin und her. Darin drückt sich seine Orientierungslosigkeit aus, etwa in der Schule, um die Aufmerksamkeit auf sich zu lenken, an der es ihm als Kleinkind gemangelt hat. So wie Lisa die Zeit der Pandemie für sich nutzte, mit dem Spiel den Verzicht auf persönliche Begegnungen zu kompensieren, gibt es Kinder, denen aus unterschiedlichen Gründen schon vor der Pandemie persönliche Begegnungen nicht gelungen sind. Weil man mit ihnen nie in ein dialogisches Spiel eingetreten ist, weil immer alles fest in der Realität verankert sein musste. »Das ist doch kein Boot, wie lächerlich, sondern nur ein blödes Stück Holz«, hörten sie von ihren Geschwistern oder von Erwachsenen. »Verplempere deine Zeit nicht mit Spielen! Es gibt Nützlicheres.« Langsam erlischt dann ihre Spielidee oder verkriecht sich ganz in ihr Inneres. Solche Kinder interessieren sich als später Jugendliche und Erwachsene oft nur noch an dem, was um sie herum besonders aufregend ist. Oder sie sehen nur zu, aber spielen nicht aktiv mit.

Während der Pandemie waren für viele Kinder und Jugendliche die Möglichkeitsräume stark eingeschränkt. Anders als Lisas ältere Halbschwester Lea, die bewusst den Kontakt zu Gleichaltrigen suchte, begannen manche von ihnen aus lauter Verzweiflung, ihre Einsamkeit und die Ohnmachtsgefühle dadurch zu besiegen, dass sie in selbstzerstörerischer Manier in einen »Dialog« mit sich selbst traten.

Das in der Pandemie häufig beobachtete Selbstverletzen bei Jugendlichen durch »Ritzen«, aber auch Essstörungen finden unter anderem hier ihren Ausgangspunkt. Dann geht es darum, die innere Leere und die fehlenden Möglichkeitsräume durch die Empfindung eigenen Schmerzes oder die Kontrolle des eigenen Körpers zu ersetzen und zu vergessen. Auch Drogen ersetzen häufig den spielerischen Umgang mit Möglichkeitsräumen, wenn das Echo der Außenwelt ausbleibt.

Zwang, Bewertung und andere Spielkiller

Das soziale Spiel lebt von Annäherung und Erwiderung, aber auch von Zufall, von Gelingen und Nicht-Gelingen. Das macht die Spannung dieser Art von Spiel und die Begeisterung von Kindern aus, wenn sie sich spielerisch mit was oder mit wem auch immer beschäftigen. Das Fantasiespiel lebt von den unendlichen Möglichkeitsräumen, die sich in ihm ergeben. Äußerer Zwang auf das spielende Kind lässt Möglichkeitsräume einstürzen, sowohl im sozialen wie auch im Fantasiespiel. Damit ist vor allem die Aufforderung gemeint: »Du musst jetzt spielen!« Oder: »Spiel dies oder jenes«, wie sie in manchen Kitas immer noch zu hören sind. Möglichkeitsräume aber sind nur erlebbar, wenn sie im Kind selbst entstehen. Sie können ihm nicht aufgezwungen werden, was übrigens auch für Erwachsene gilt. Zum Spielen bedarf es eigentlich keiner Vorbereitung, und wenn überhaupt, gilt es, dem Kind eine zwanglose Umgebung zur Verfügung zu stellen, einen Spielplatz, der dem Kind nicht vorschreibt, was es zu tun hat. Dichtes Gebüsch reicht auch. Natur. Wald. Ein Bach zum Träumen.

Kinder kommen dann ganz von selbst darauf, was sie spielen wollen, gemeinsam mit anderen oder für sich allein. Hierbei sind Kinder übrigens ganz unterschiedlich: Manche bevorzugen das Spiel mit anderen, andere ziehen sich gerne wie Lisa zurück und spielen stundenlang allein vor sich hin. Manche Lehrkräfte neigen spontan dazu, solche Kinder wieder in den sozialen Kontext zurückzuholen, vielleicht, weil sie Mitleid mit dem Kind haben, sein Spiel als Verlassenheit deuten. Manchmal mag das zutreffen, aber auch hier sollte man das Kind zunächst gewähren lassen. Kinder ohne frühkindliche Leere-Erfahrungen finden immer von sich aus zurück in soziale Beziehungen. Fällt uns ein Kind aber dadurch auf, dass es sich für sein Spiel niemals einen Partner sucht, dass es immer abseits vom sozialen Geschehen hockt, dann sind vielleicht seine ersten spielerischen Kontakte mit seinen Bezugspersonen oder anderen Kindern gescheitert. Dann braucht es Überbrückungshilfen.

Neben dem Zwang zu spielen ist der größte Spielkiller der Leistungsgedanke, wenn also das Spiel fordert, etwas zu können oder etwas zu leisten. Dieser Spielansatz ist im Grunde verkehrt, weil er Spontaneität, Fantasie und die Freiheit des Kindes künstlich zu beschneiden versucht. Dies hat viel mit der Vorstellung zu tun, man solle sich immer an dem ausrichten, was einem unmittelbar von Nutzen ist. Aus »Ich spiele, also bin ich« wird »Ich spiele, weil es mir persönlich etwas bringt«. Das beginnt bereits in vielen Kindergärten und Kitas, wenn das Lernen zum Hauptzweck des Spiels wird. Der Kindergarten wird dann zum »Haus der kleinen Forscher«. Was niedlich klingt, hat einen fahlen Beigeschmack. Das Spiel wird auf ein bestimmtes Ziel hin ausgerichtet. Es geht darum, eine Aufgabe zu lösen und das Ziel zu erfüllen. Es geht nicht darum, das Spiel um seiner selbst willen zu spielen. Aber das Lernen geschieht ganz von selbst, wenn das Kind, ob in der Wirklichkeit oder in seiner Fantasie, etwas ausprobiert, sich darüber seine Gedanken macht, wenn es aus seinem Scheitern Schlüsse zieht.

Sind solche Begrenzungen der ursprünglichen Spielidee in Kindergärten mittlerweile ziemlich verbreitet, wird in der Schule daraus Methode. Hier zählt in den meisten Fällen nur noch der Leistungsgedanke, der sich spätestens, wenn die Kinder acht oder neun Jahre alt sind, in der Notengebung ausdrückt. Warum spielen denn Kinder in den Schulpausen miteinander? Eben, um sich davon zu erholen, ständig etwas leisten zu müssen.

Kinder von heute leben in einer Gesellschaft, in der der Leistungsgedanke häufig über allem steht. Spielen wirkt dann wie das Gegenteil von Leistung. Sich frei aussuchen zu können, was man allein oder mit anderen spielen möchte, fördert jedoch das Vorstellungsvermögen des Kindes und setzt Fantasien frei, unabhängig davon, was bei dem Spiel »herauskommt«. Natürlich steht in der Schule später das Lernen an erster Stelle. Aber auch hier lassen sich bestimmte Aufgaben spielerisch in Angriff nehmen, Spielpausen einrichten, die ein freies Gestalten des Kindes ermöglichen. Ausflüge in die Natur und gemeinsam auf Entdeckungstour gehen, malen und gemeinsame Bastelprojekte, für die älteren das Theaterspiel – nach der Pandemie kommt dem spielerischen Gestalten, das den Kindern Möglichkeitsräume bietet, ganz besondere Bedeutung zu.

Die Bedeutung des Spiels vor, während und nach der Pandemie

Das Spiel erfüllte in der Corona-Zeit, wenn es ungezwungen und spontan geschah, die Funktion, von den Folgen der Pandemie abzulenken. Dazu dienten auch Gesellschaftsspiele, die Eltern und ihre Kinder miteinander spielten, das Legen von Puzzles, mit denen sich die Kinder allein beschäftigen konnten. Hier diente das Spiel auch dazu, die fehlenden Kontakte mit anderen teilweise zu ersetzen. Auch eine Gute-Nacht-Geschichte vorzulesen, tat in dieser Zeit ihren guten Dienst. Mit den Eltern darüber sprechen zu können, was die Figuren in der Geschichte erleben, wie das Ganze wohl ausgehen wird, und zu dem Vorgelesenen eigene Gedanken zu entwickeln, das alles unterstützt die Kinder.

Kinder, denen in der Corona-Zeit solche »Möglichkeitsräume« geboten wurden, kamen eher unbeschadet durch diese Zeit. Auch Computerspiele, die den Kindern und Jugendlichen Gestaltungs- und Wirksamkeitsräume bieten, taten ihren guten Dienst, besonders wenn sie diese Spiele gemeinsam spielten. Oft konnten sie fehlende Kontaktmöglichkeiten auf diese Weise kompensieren, indem sie sich buchstäblich miteinander vernetzten.

Suchtprobleme im Umgang mit Computerspielen, die manche Kinder während der Pandemie entwickelt haben, waren bei den meisten schon vorher angelegt, wurden aber von ihren Folgen begünstigt. Es traf insbesondere diejenigen, die mit sich allein gelassen waren und keinen anderen Ausweg sahen, als sich ganz der virtuellen Wirklichkeit hinzugeben. Besonders dann, wenn es nur noch darum ging, von einem Level zum nächsthöheren zu gelangen, um entsprechend »belohnt« zu werden. Ihr »Spiel« endete dann in dem zwanghaften Bemühen, das eben Erreichte immer noch weiter zu steigern. In dieser Art des Spiels öffneten sich zwar auch Möglichkeitsräume, die Spannung erzeugten, aber oft blieben freie Gestaltungsräume und Platz für Fantasie auf der Strecke. Manche dieser Kinder vereinsamten vor ihren Computern, und es wird die Aufgabe von Pädagoginnen und Pädagogen sein, sie aus ihrer Selbstisolation wieder zu befreien. Auch hierbei helfen Aktivitäten, die Kinder und Jugendlichen nach der Pandemie Freiräume zum Spielen und Lernen ermöglichen. Sie können verhindern, dass sie aus Scham oder Verzweiflung darüber, ihre Lernrückstände nicht mehr aufholen zu können, erneut Zuflucht im virtuellen Spiel suchen, manchmal ohne die Aufmerksamkeit ihrer Eltern zu finden und ohne persönlichen Kontakt mit anderen. Verbote helfen in diesem Fall wenig, vielmehr geht es darum, diesen Kindern und Jugendlichen gerade nach der Corona-Zeit attraktive Angebote zu machen, etwas zu unternehmen – im Sportverein, in Freizeitcamps oder bei schulischen Aktivitäten, wo sie das befreiende Zusammensein mit anderen genießen können. Das wird nach Corona zum Glück wieder möglich sein, und diese Aktivitäten sollten möglichst vielen Kindern angeboten werden – solchen, die die Pandemie gut überstanden haben, und solchen, die noch ein wenig Zeit brauchen, ihre Folgen zu verarbeiten und in die neue, angenehmere Wirklichkeit zurückzufinden.

Spielen als Heilungsprozess

Besonders für die Kinder und Jugendlichen, die während der Pandemie vereinsamten und die ohne Unterstützung von Erwachsenen die Folgen von Corona allein zu tragen hatten, ist ein reibungsloser Übergang zurück ins »normale« Leben, ob in der Kita oder in der Schule, kaum möglich. Für sie gibt es kein einfaches »Aufholen« des Versäumten, wie es sich manche Bildungspolitiker vorstellen. Dabei kommt dem gemeinsamen Spiel eine kaum zu unterschätzende Bedeutung zu, weil die Pandemie bei vielen Kindern und Jugendlichen eben nicht nur für die viel beachteten »Lernrückstände«, sondern vor allem für »Beziehungsrückstände« gesorgt hat. Was diese Kinder und Jugendlichen zuallererst brauchen, ist, wieder in den Dialog mit ihrer Umgebung zurückzufinden. Grundschullehrerinnen berichten, dass sie bei manchen Kindern feststellen mussten, wie sehr ihre Spielfreude durch die Corona-Zeit nachgelassen hatte. Sie müssen den spielerischen Umgang mit anderen erst wieder lernen.

Nicht nur bei den jüngeren Kindern, sondern auch bei den Jugendlichen eröffnet das Fantasiespiel viele Möglichkeiten: »Stellt euch vor, es hätte kein Corona gegeben ...« Sie können die Welt vor und nach Corona in einem selbst gemalten Bild oder Kunstwerk darstellen. Im Theaterspiel das unsichtbare Corona-Monster besiegen oder es im gemeinsamen Musizieren lautstark verjagen. Auf diese Weise wieder Wirksamkeit erfahren, gemeinsam den »Sieg« über das Virus feiern. »Gericht spielen«, eine Anklageschrift gegen das Virus verlesen, vielleicht sogar einen »Verteidiger« sprechen lassen und abschließend ein Urteil fällen. Sich gegenseitig Geschichten aus der Corona-Zeit erzählen, Rollenspiele und vieles andere mehr. Hierbei dient der Dialog keinem von außen vorgegebenen »Lernziel«, sondern der Herstellung einer neu zu entdeckenden Welt nach der Pandemie. Die Freiheit wiederentdecken. Und Geduld mit denen haben, die verstört in den gemeinsamen Alltag zurückkehren.[8]

8 Zur Bedeutung des Spiels, zu »Lächeldialogen«, »Möglichkeits«- und »Intermediärräumen« mehr im Buch von Eckhard Schiffer: »Entdeckung sozialer Gesundheit. Möglichkeitsräume für Vertrauen, Respekt und kreatives Zusammenspiel in jedem Lebensalter«, Gießen 2021.

KAPITEL 5

Corona, die Schule und das Virus der Erneuerung

Sarah, 14 Jahre, geht in die achte Klasse einer Gesamtschule. Ihr Lieblingsfach ist Deutsch, auch weil sie eine leidenschaftliche Leserin ist. Neben ihrem Bett türmen sich die Bücher, manche hat sie schon mehrere Male gelesen, sie kann gar nicht genug bekommen! Von ihrer Deutschlehrerin hat sie bereits viele Buchtipps bekommen. Außerdem gibt es an ihrer Schule eine Theater-AG, an der sie mit großer Leidenschaft teilnimmt. Doch kurz vor der Generalprobe muss ihre Schule wegen Corona schließen, und die Aufführung des Stückes kann nicht stattfinden. Sarah findet sich mit einem Mal den ganzen Tag zu Hause wieder und ist untröstlich. Nicht nur wegen des ausgefallenen Theaterstücks, sondern auch, weil sie ihre Lieblingslehrerin und ihre Freundinnen und Freunde nicht mehr sehen kann. Oft sitzt sie allein in ihrem Zimmer und sieht sehnsüchtig aus dem Fenster. Mit ihrer besten Freundin trifft sie sich manchmal in dem kleinen Garten, der zu ihrem Haus gehört, und gemeinsam schmieden sie Pläne für die Zeit, wenn die Schule wieder öffnen würde. Wie sie dann endlich die Proben zu »ihrem« Stück wieder aufnehmen würden und die ganze Klasse sich wieder treffen könnte. Das macht ihnen Hoffnung und beide überstehen die schulfreie Zeit und den Wechselunterricht ganz gut. Das liegt auch daran, dass sich die Leiterin der Theater-AG immer wieder einmal bei Sarah meldet und ihr verspricht, die geplante Theateraufführung zum Abschluss zu bringen, wenn die Schule wieder öffnet. Unabhängig von dem Schulstoff, den sie dann nachholen müssen, soll die Aufführung des Stückes weiterhin im Vordergrund stehen. Sarah lernt auch allein weiter an ihrer Rolle und freut sich darauf, dass ihre Schule wieder öffnet.

Bülent ist 13 Jahre alt. Als die Schule schließt, findet er sich zu Hause mit seinen vier Geschwistern wieder. Es ist eng um ihn, seine Eltern haben Angst, dass er sich anstecken könnte, und lassen ihn nur selten vor die Tür. Bülent fühlt sich einsam und vermisst das regelmäßige Treffen mit seinen Freunden. Nicht einmal Fußball geht noch, da der Fußballplatz um die Ecke mit rot-weißen Bändern abgesperrt wurde. Von seiner Schule hört er so gut wie gar nichts. Nur ab und zu bekommt er per E-Mail ein paar Aufgaben in Deutsch und Mathematik zugeschickt, die er aber nicht beantwortet aus Angst, er könnte etwas falsch verstanden haben, Fehler machen und sich dabei blamieren. Irgendwann ist ihm alles egal geworden, auch weil sich bei ihm trotz fehlender Arbeitsblätter niemand meldet. Nach und nach verliert er den Kontakt zu seiner Schule und bekommt immer mehr Angst, dass er dem Unterricht nicht mehr folgen kann. Auch er wäre zwar froh, wenn die Schule wieder anfangen würde, aber er fürchtet, dann nur noch schlechte Noten zu bekommen.

Tom, 8 Jahre, ist im Unterricht kaum zu halten. Ständig steht er auf, rennt herum. Seine Lehrerin weiß keinen Rat, ein Gespräch mit seiner Mutter kommt nicht zustande. Sie müsse nun mal arbeiten und habe keine Zeit. Als die Schule schließt, kommt Tom nicht in die Notbetreuung, sondern bleibt einfach weg. Ein paar Mal versucht die Lehrerin, bei ihm zu Hause anzurufen, dann gibt sie auf. Sie und die Schule hören nichts mehr von ihm. Tom ist ihnen verlorengegangen.

Für die meisten Kinder und Jugendlichen blieben bereits in der ersten Welle der Pandemie und auch in der zweiten und dritten Welle die Schultore für mehrere Monate verschlossen. Ihnen fehlte durch das ständige Öffnen und Schließen der Schulen eine ausreichende Verlässlichkeit, was ihre gewohnte Alltagsstruktur durcheinanderbrachte. Plötzlich fanden sie sich fernab von ihrer Schule und ihren Freunden in ihrem Zuhause wieder, das ihnen ganz unterschiedlich

Gelegenheit bot, an ihre bisherigen Schulerfahrungen anzuknüpfen. Den einen gelang es gut, den anderen schlechter, und für manche brach der Kontakt zur Schule vollkommen ab.

Aber nicht nur in Bezug auf das »normale« Unterrichtsgeschehen ergaben sich für viele Kinder und Jugendliche zunehmend Wissenslücken. Schulen sind immer auch Begegnungsstätten, in deren Rahmen für viele Kinder sogar nachgeordnet schulisches Lernen stattfindet. Sie dienen eben nicht nur einer passiven »Leistungsaufnahme«, sondern ebenso dem bereits angesprochenen elementaren Bedürfnis, gesehen und gehört zu werden. Auch daraus resultierte der von Kindern und Jugendlichen immer wieder geäußerte Wunsch, endlich wieder ihre Freunde und Freundinnen treffen zu dürfen.

Die Erfahrungen von Sarah, Bülent und Tom stehen stellvertretend für viele andere. Manche Kinder und Jugendliche konnten den Kontakt dank des Engagements ihrer Lehrerinnen zur Schule halten, andere haben ihn verloren. Sarah wird der Übergang in die Schule voraussichtlich leichtfallen, sie wird sich weiter in der Theater-AG engagieren und ihre Leseeindrücke weiter mit ihrer Lieblingslehrerin und ihren Freundinnen teilen können. Das Theaterprojekt sorgte dafür, dass die Beziehung zu ihrer Schule nicht abriss.

»Eine der Schlüsselaufgaben von Schulen ist«, so formuliert es der Schweizer Bildungsforscher Stefan Huber, »dass Kinder lernen, sich selbst zu organisieren. Es entstehen dann andere Beziehungen, es werden positive Haltungen entwickelt.« Was auch den Umgang miteinander beeinflusst. »Wir haben beobachtet, dass Kinder, die in der Schule einen Ort finden, an dem sie sicher sind und sich wohlfühlen, sich im Sozialverhalten positiv verändern, sich für schulische Belange öffnen und dann eben auch bessere akademische Leistungen erbringen. Das erreichen wir, wenn Lehrerinnen und Erzieher und die Schulsozialarbeit sich für sie interessieren. Diese Erfahrungen steigern das Selbstbewusstsein und fördern gleichzeitig die Übernahme von Verantwortung für eine Gemeinschaft.«[9]

Bülent hingegen hat schon vor Öffnung seiner Schule Angst, die Leistungen nicht erfüllen zu können, die von ihm verlangt werden.

9 https://www.zeit.de/gesellschaft/schule/2021-04/stephan-huber-corona-digitalunterricht-bildungsforschung-lehrmethoden

Seine Lernrückstände sind nach der Pandemie noch größer geworden und werden ihn wohl noch lange Zeit beschäftigen und an seinem Selbstwertgefühl nagen. Tom, der zu Hause allein mit seiner Mutter lebt und um den sich während der Pandemie niemand richtig gekümmert hat, wird in der Schule wieder auftauchen, noch verwirrter als vorher. Die Schule wird das Jugendamt verständigen, und Tom wird eine Schulbegleiterin bekommen. Ansonsten aber hat sich für ihn nichts geändert.

Bülent, Tom und viele andere Kinder standen bei der Wiedereröffnung der Schulen vor einer ähnlichen Situation wie bei der Einschulung. Manche Schulen bemühten sich darum, wie bei Einschulungen oder beim Start neuer Klassen in weiterführenden Schulen, mit originellen Aktivitäten eine Verbindung in der Klasse herzustellen: mit viel spielerischen Kontakten, mit Kennenlern-Aktionen, mit Austausch darüber, wer man ist und woher man kommt und was man erlebt hat. In diesen Klassen konnten Kinder, die herausgefallen waren, meist wieder in die Gruppen integriert, zumindest aber an die Gruppen herangeführt werden. Wo dies gar nicht erst versucht wurde, sondern sofort mit dem Nachholen von Lernstoff begonnen wurde, blieben Kinder wie Tom und Bülent außen vor.

Aus allen Beispielen, so unterschiedlich sie auch die Folgen der Schulschließungen für Kinder und Jugendliche beschreiben, wird ersichtlich, dass pädagogische Berufe, wie bereits im letzten Kapitel angesprochen, immer auch Beziehungsberufe sind. Dies gilt nicht nur in Krisen wie der Pandemie, als auch die Beziehungsfähigkeit von Lehrerinnen und Lehrern auf eine besonders harte Probe gestellt wurde. Alle Kinder leben in Beziehungen und durch Beziehungen, und dies gilt auch für ihren Schulalltag. Die Pandemie hat den Blick darauf nur noch einmal geschärft. Alle Kinder und auch noch die Jugendlichen wünschen sich bei dem, was sie gerade lernen sollen, Resonanz und wohltuende Beziehungen. Über die Beziehung zu Menschen, denen sie vertrauen und von denen sie sich akzeptiert fühlen, finden sie zu den Themen und zum Wissen.[10]

---

10 Udo Baer und Claus Koch, Pädagogische Beziehungskompetenz. Grundlagen für Erzieher*innen und Lehrer*innen, Mülheim an der Ruhr 2020

Schulen sind also vor allem Beziehungsorte, wo sich die Beziehungserfahrungen der Kinder und Jugendlichen in ihrem Verhalten und beim Lernen spiegeln und sich ihre Beziehungswünsche Gehör verschaffen können. Kein Wunder, dass viele Kinder und Jugendliche gerade deswegen »ihre« Schule in der Pandemiezeit so sehr vermisst haben und gehofft, dass sich die Schultüren möglichst bald wieder öffnen würden. Was nicht nur für ihre Begegnungen untereinander und die so sehr vermissten Kontakte mit ihren Freundinnen und Freunden gilt, sondern auch für ihre Lehrerinnen und Lehrer.

Kinder und Jugendliche gehen in der Kita und Schule unterschiedliche Beziehungen zu ihren Lehrerinnen und Lehrern, Erzieherinnen und Erziehern ein, und manche Kinder, besonders die Jüngeren, adressieren ihre Bindungswünsche an diejenigen, die sie pädagogisch betreuen. Man erkennt sie daran, dass sie sich gerne in der Nähe ihrer Gruppenleiterin oder Klassenlehrerin aufhalten, auf Ausflügen noch nach ihrer Hand suchen und auf den Wechsel der Bezugspersonen häufig besonders sensibel und unsicher reagieren. Doch nicht nur diese Kinder, auch die an den weiterführenden Schulen, möchten unabhängig von ihren jeweiligen Bindungserfahrungen, dass ihre existenziellen Bedürfnisse dort anerkannt und akzeptiert werden, wo sie lernen müssen. Sie alle wollen sich in der Schule sicher fühlen, sie wollen dort angenommen und wertgeschätzt werden. Wenn sie Glück hatten, dann fanden sie wie Sarah schon vor der Pandemie Erziehende und Lehrkräfte, die diese Bedürfnisse bei ihnen wahrgenommen haben und entsprechend auf sie eingegangen sind.

Gerade solche Erzieherinnen und Erzieher und Lehrkräfte ließen auch während der Pandemie die ihnen anvertrauten Kinder und Jugendlichen nicht allein: Sie trafen sich einmal wöchentlich mit fünf oder sechs Kindern abwechselnd in einer Videokonferenz, manche sogar persönlich im Freien, und redeten erst einmal darüber, wie es ihnen geht oder was sie gerade beschäftigt. Ein Lehrer einer Hamburger Schule ging sechs Wochen lang allabendlich mit einer »YouTube-Show« auf Sendung. Aus der leeren Aula schaltete er Schüler zu und stärkte mit dieser Aktion, die im Juni 2021 mit dem »Grimme Online Award« ausgezeichnet wurde, den Zusammenhalt an seiner Schule. Mit solchen und ähnlichen Aktionen konnte Nähe hergestellt werden und das Gefühl gestärkt, nicht vergessen und übergangen zu werden. Andere meldeten sich telefonisch bei denen zu Hause, von denen sie wussten, dass sie sich um sie besonders kümmern müssen, erkundigten sich nach ihrem Wohlbefinden. Lehrerinnen schrieben Postkarten an einzelne, damit der Kontakt zu ihnen nicht vollständig abriss. Sie alle verwendeten ihre ganze Kraft dafür, dass die von ihnen betreuten Kinder und Jugendlichen nicht »verlorengingen«. Die Kinder fühlten sich dann weniger einsam und im Stich gelassen.

Für diese Lehrerinnen und Lehrer war während der Pandemie diese Form von »Beziehungsarbeit« häufig wichtiger, als nur auf die Einhaltung der vorgegebenen Lehrpläne und Erledigung der Hausaufgaben zu pochen. Es ist zu erwarten und bereits zu beobachten, dass Kinder und Jugendliche mit dieser Art von Betreuung die Folgen der Pandemie nach Wiederaufnahme des regulären Schulbetriebs besser in den Griff bekommen. Ihr Vertrauen in wichtige Bezugspersonen wurde weniger verletz,t und sie können nach der Pandemie auch auf der Beziehungsebene wieder dort anknüpfen, wo sie die Schule im Lockdown verlassen mussten.

Aber für viele Kinder existierten Begegnungsorte wie Kita und Schule während der Pandemie monatelang nicht mehr. Oft mussten sie mit den Folgen der Schulschließungen allein fertig werden. Wenn die Kitas und Schulen wieder öffnen, gilt es, unterbrochene und manchmal ganz verlorengegangene Beziehungen zu ihren Lehrerinnen und Lehrern wieder aufzubauen. Dazu sollten im Unterricht, statt erneut Druck auf die Kinder auszuüben, besonders auch ihre Erfahrungen während der Pandemie zur Sprache kommen, ihre Ängste im Zusammenhang mit Tod und Krankheit thematisiert werden, ihre Traurigkeit, ihre Einsamkeit.

> An der Schule von Canan, die die dritte Klasse besucht, hat man, als der Schulbesuch allen Kindern wieder offenstand, beschlossen, den normalen Unterrichtsbetrieb für die ersten Tage auszusetzen und stattdessen mit den Kindern über ihre Erfahrungen während des Lockdowns zu sprechen. Zunächst berichtete ihre Klassenlehrerin von ihren Eindrücken. Wie traurig sie war, »ihre Kinder« nicht mehr bei sich haben zu können. Dazu meldeten

sich viele ihrer Schülerinnen und Schüler, dass auch sie oft traurig gewesen sind, als die Schule geschlossen wurde und ihr Unterricht ausfiel. Alle Erfahrungen während der Pandemie konnten ausgetauscht werden, unterschiedliche Eindrücke und unterschiedliches Erleben kamen zur Sprache. Einige Kinder hatten viel mit ihren Eltern gelernt, andere gar nicht. Bei einem Mädchen war der Opa an Corona gestorben. Als es davon berichtete, fing es an zu weinen, und ihre Lehrerin tröstete sie. Niemand lachte. Alle hatten verstanden, dass ihre Mitschülerin einige Zeit brauchen würde, um ihre Trauer und Angst, die sie in dieser Zeit erlebt hatte, zu überwinden. Andere Kinder berichteten, dass ihre Eltern »mega gestresst« gewesen und viel strenger als vorher mit ihnen umgegangen seien. Und einzelne Kinder berichteten mit leiser Stimme, dass sich ihre Eltern getrennt hatten. Auf diese Weise lernte die ganze Klasse, dass die Pandemie für alle ganz unterschiedliche Erfahrungen bereitgehalten hatte.

An einem der nächsten Tage durften sie, ganz wie sie wollten, Bilder zu ihren Erlebnissen und Erfahrungen während des Lockdowns malen. Einige malten sich zusammen mit ihren Geschwistern und ihrer Familie, andere ihre Großeltern, wiederum andere das Virus. Manche malten gar nichts, woraus ihre Lehrerin folgerte, dass sie sich um sie besonders kümmern muss. Dann kamen »Wunschbilder« an die Reihe. Die Kinder malten ihre Freunde, Landschaften »draußen« mit Bäumen und einer großen Sonne, durchgestrichene Corona-Viren. Jedes Kind erzählte dazu eine Geschichte. Diese ersten Tage nach Wiederbeginn des Unterrichts vergingen wie im Flug, die Kinder fanden wieder zusammen, und ganz behutsam nahm die Lehrerin später den »normalen« Unterricht wieder auf. Mit besonderer Rücksicht auf jene, die nur wenig über sich und ihre Erfahrungen erzählen konnten.

Positive Beziehungserfahrungen in der Schule, das haben in der Vergangenheit nicht nur Modellschulen bewiesen, fördern immer und überall schulisches Lernen, weil sie das Selbstbewusstsein und das Gefühl für Wirksamkeit stärken. Auch Bildungsforscher sind sich darin einig, dass Lernerfolg eng mit positiven Emotionen einhergeht.

Wertschätzende Erfahrungen beim Lernen machen Mut, und Kinder mit unsicheren Bindungserfahrungen brauchen derlei Unterstützung besonders – sowohl in der Kita oder in der Schule als auch anderswo. Nicht weil sie »dumm« sind, scheitern Kinder mit ihren aufrichtigen Bemühungen beim Lernen in der Schule, sondern weil sie sich nicht genügend beachtet und unterstützt fühlen. Dies sind Erfahrungen, die viele von ihnen viel zu früh in ihrem Leben machen mussten. Denn eigentlich möchten, wenn man sie danach fragt, alle Kinder lernen.

Wenn die Schulen wieder geöffnet haben, brauchen Kinder und Jugendliche neben Lern- auch vielfältige Beziehungsangebote. Erzieherinnen und Lehrer, die über ein entsprechendes Einfühlungsvermögen in das jeweilige Kind verfügen, wirken authentisch und motivieren die Kinder und Jugendlichen zu selbstständigem Lernen. Eben anders als diejenigen, die durch didaktische Tricks und Programme, die die Kinder beim Lernen motivieren sollen, neues Wissen einpauken wollen. Schulen, in denen sich Lehrerinnen und Lehrer ihren Kindern auf der Beziehungsebene zugewandt zeigen, verwandeln sich in Resonanzräume. Sie können allen Beteiligten, besonders aber den Kindern und Jugendlichen, nicht nur beim Lernen nützen, sondern ihnen auch manches von dem zurückgeben, was sie in der Pandemie so vermisst haben.

Im Schatten der Corona-Krise haben viele Lehrerinnen und Lehrer unter dem Eindruck ihrer Erfahrungen während des Lockdowns begonnen, Schule neu zu denken. Die einen radikal, die anderen weniger. Aber viele von ihnen haben gemerkt, dass sich etwas ändern musste. Oft wurden sie von ihrer Schulleitung unterstützt. So war man sich an einer Schule einig, im ersten Zeugnis nach dem Lockdown keine Fünfen oder Sechsen zu vergeben. Den Schülern gegenüber über wurde dieser Schritt altersgerecht erklärt, und alle waren sich einig, dass man die Kinder, dic zu Hause keine Gelegenheit hatten, konzentriert zu lernen, nicht benachteiligen dürfe. Weniger bei den Kindern als bei den Eltern wurde diese Maßnahme heftig diskutiert.

Dann gab es eine Schule, an der zwei Zeugnisse vergeben wurden, eines mit den Noten, die wie gewohnt die Leistungen der Schüler wiedergaben, ein anderes für ihre Bemühungen, trotz Schulschließung und Corona am digitalen Unterricht teilgenommen und ohne feste Schulzeiten ihr Lernpensum dennoch organisiert zu haben. Für diese »Corona-Kompetenzen« gab es also eine Extra-Anerkennung. Wie zu hoffen ist, wurde davon niemand ausgeschlossen, zum Beispiel diejenigen, denen nur wenig Zeit zum Lernen blieb, weil sie ihre jüngeren Geschwister betreuen oder ihre abwesende Mutter ersetzen mussten, oder weil es ihnen an der technischen Ausstattung mangelte, dem digitalen Unterricht zu folgen.

Andere Schulen gingen noch weiter, verzichteten in den ersten Wochen nach Schulbeginn ganz auf Leistungsprüfungen und die Lehrkräfte mussten nicht die vorgegebenen Lernpläne abarbeiten. Sie plädierten nach Öffnung ihrer Schule zunächst für eine einwöchige Übergangszeit, oft verbunden mit Ausflügen und Freizeiten, damit die Kinder wieder den Kontakt untereinander finden konnten, denn viele von ihnen waren sich während der Pandemie fremd geworden. Auch ein Sozialtraining, in dem man mit Rollenspielen konstruktives Streiten wieder einübt, stand auf dem Unterrichtsplan. Viele dieser Schulen, die ihre Spielräume unterschiedlich ausnutzten, wurden im Frühjahr 2021 mit dem begehrten »Deutschen Schulpreis« der Robert-Bosch-Stiftung ausgezeichnet.[11] Schulen mit einer engagierten Schulleitung, die meistens schon vor der Pandemie bereit gewesen war, neue Wege an ihren Schulen zu beschreiten. Wege, die ihnen jetzt erlaubten, die Folgen der Pandemie abzufedern und besser in den Griff zu bekommen.

Manche Schulen haben sich aufgrund ihrer Erfahrungen in der Corona-Zeit dazu entschlossen, sich neu zu organisieren. Klassenverbände wurden aufgelöst, um Kindern mehr Gelegenheiten zu geben, voneinander zu lernen, Schulstunden im 45-Minutentakt wurden abgeschafft, Themenunterricht eingeführt, bei dem unterschiedliche Fächer zueinanderfanden. Corona gab diesen »Schulerneuerern« die Gelegenheit, das Gewohnte noch einmal zu überdenken und Strukturen einzuführen, die von vielen Leuchtturmschulen schon vor der Pandemie erfolgreich erprobt worden waren.

11 https://www.deutscher-schulpreis.de

Es bleibt zu hoffen, dass dieses »Virus der Erneuerung«, wie er mancherorts genannt wurde und dem Corona zur Ausbreitung verhalf, noch lange bestehen bleibt. Auch aus der Überzeugung heraus, dass es nach Ende der Pandemie erst im zweiten und nachgeordneten Schritt darauf ankommt, zum Erhalt des »Bildungsstandorts« Deutschland die durch Corona entstandenen Wissenslücken möglichst schnell wieder zu schließen.

Diese Schulen achten auch darauf, die Kinder und Jugendlichen nicht durch eine Art von Sonderbehandlung aufgrund schlechter Leistungen als »auffällig« zu stigmatisieren. Weil viele von ihnen ansonsten, wie schon vor der Pandemie, die Erfahrung machen würden, sich erneut ausgegrenzt zu fühlen und an den Rand geschoben zu werden. Dazu gehörte schon während der Pandemie die sogenannte »Notbetreuung«. Dieses Angebot war gut gemeint, aber nicht für alle Schülerinnen und Schüler gut geeignet, besonders wenn sie sich dort als einzige oder mit nur wenigen Mitschülern wiederfanden. Manche Eltern verzichteten ganz darauf, sie dorthin zu schicken aus der Sorge heraus, dem Ruf ihrer Kinder durch diese Form von Sonderbetreuung zu schaden.

Das im Mai 2021 von der Bundesregierung beschlossene »Aktionsprogramm Aufholen nach Corona« betont, selbst wenn in ihm einige soziale Unterstützungsmaßnahmen untergebracht wurden, sehr stark den Leistungs- und Konkurrenzgedanken. So wie in der ganzen Debatte um »Digitalisierung« geht es auch diesem Programm vornehmlich darum, Deutschland möglichst schnell wieder zu einem besseren Bildungsstandort zu machen. Das Lernwissen der Schülerinnen und Schüler, egal wie es zustande kommt, bekommt oberste Priorität.[12]

Die Grundlage jedes Wissenserwerbs, nämlich der lebendige Austausch untereinander und das emotionale Interesse am Lernen, fallen dabei völlig unter den Tisch. Dazu noch einmal der Schweizer Bil-

12 Von den zwei Milliarden Euro für das Aktionsprogramm fließt die Hälfte in den »Abbau von Lernrückständen«. Nur 320 Millionen sind für Schulsozialarbeit und ähnliches gedacht. Darüber hinaus: »Eine Milliarde Euro für direkte Lernhilfe ergibt bei 10,9 Millionen Schülern pro Kopf 92 Euro – für den gesamten Zeitraum bis Ende 2022.« Quelle: Die Zeit Nr. 22, 27. 05. 2021

dungsforscher Huber: »Schlecht wären sogenannte gießkannenmäßige Maßnahmen für alle Schulen. Jede Schule sollte selbst entscheiden, was sie braucht, oder zumindest stark in die Entscheidung eingebunden werden. Manche müssen vielleicht Schulsozialarbeit auf- und ausbauen, andere die individuelle Lernbegleitung stärken. Man sollte in den wirklichen Bedarf investieren. Wir gehen davon aus, dass Lehrkräfte ihre Schülerinnen und Schüler gut kennen. Sie wissen, wer was benötigt. Die Anzahl der Kinder, die besondere Unterstützung brauchen, wird sich innerhalb einer Schule nicht auf alle Klassen gleich verteilen. Dort, wo besonders viele Kinder Förderbedarf haben, muss mehr ausgegeben werden.«[13]

Was den geplanten Ausbau digitalen Lernens betrifft: Um in der Schule gesehen und gehört zu werden, braucht es mehr als das aufblinkende Handzeichen auf einer digitalen Lernplattform. Digitales Lernen kann Lernen in lebendiger Gemeinschaft ergänzen, aber nicht ersetzen. Auch dies hat Corona gezeigt.

Andererseits waren Schulen, die in der Zeit des Präsenzunterrichts bereits digitale Formate für ihrer Schüler eingeführt hatten, viel besser auf die Schulschließungen während der Corona-Zeit vorbereitet. So besaßen die Schüler an einer Göttinger Schule schon lange vor Ausbruch der Pandemie jede und jeder ein Tablet. Hierauf verfassten sie zu bestimmten Themen Aufsätze, nahmen dazu Videos auf oder entwarfen im Geschichtsunterricht Comics zu einzelnen historischen Epochen. Kein Wunder, dass diese Schule besonders gut durch die Pandemie kam. Ihre Schüler waren gewohnt, selbstständig auch ohne die ständige Anleitung einer Lehrerin oder eines Lehrers zu arbeiten und fanden über ihre Projekte immer wieder zusammen.

Nach Corona muss es besonders darum gehen, eine weitere Ausgrenzung von einzelnen Schülerinnen und Schülern zu vermeiden. Diese entsteht leider schnell durch »freiwilliges« Sitzenbleiben und Sondermaßnahmen wie externen Nachhilfeunterricht oder Sommerkurse für gewisse »lernschwache« Kinder und Jugendliche. Solche Kompensationsangebote fühlen sich dann mehr wie »Strafen«

13 https://www.zeit.de/gesellschaft/schule/2021-04/stephan-huber-corona-digitalunterricht-bildungsforschung-lehrmethoden

für ungenügende Leistungen an und tragen nur wenig zur Lernmotivation bei. Eine bessere Idee wäre, die während der Pandemie deutlich gewordenen Defizite traditioneller Schule jetzt mutig in Angriff zu nehmen. Es ginge darum, zusätzliche Aktivitäten wie Unterricht im Freien, Ausflüge und Sommercamps und Kreative Stärkungsgruppen zu finanzieren, an denen möglichst *alle* Schülerinnen und Schüler teilnehmen und voneinander lernen und profitieren können. Man müsste vorhandene Lehrpläne entschlacken, um sich ganz auf die notwendigen und wesentlichen Lernziele für die betroffenen Altersgruppe konzentrieren zu können. Oder man müsste das Schuljahr für *alle* verlängern, um dann nicht nur gemeinsam die entstandenen Lerndefizite aufzuholen, sondern auch genügend Raum und Zeit zu haben, die seelischen und sozialen Folgen der Pandemie in Angriff zu nehmen. Es geht um Inklusion der psychisch geschwächten Kinder, nicht um ihre Exklusion.

KAPITEL 6

Warum Gefühle bleiben und wie sie sich äußern

Um zu verstehen, dass und wie Belastungen aus der Pandemiezeit bei Kindern und Jugendlichen nachwirken, ist es wichtig zu wissen, wie diese Prozesse erfolgen.

Das Gedächtnis der Gefühle

Jeder Mensch hat, vereinfacht gesagt, zwei Gedächtnissysteme. Das kognitive oder auch explizite Gedächtnis dient dazu, sich an Daten, Fakten und die Reihenfolge von Ereignissen zu erinnern. Daneben gibt es ein Gedächtnis des Erlebens, das Leibgedächtnis oder implizite Gedächtnis. Leib ist das Wort für den erlebenden Menschen. Das Leibgedächtnis ist das Gedächtnis des Körpererlebens, der Gefühle, der Atmosphären, der Beziehungsereignisse und vielem anderen mehr. Sie werden sich vielleicht an ihren ersten Kuss erinnern, aber wahrscheinlich nicht an das Datum des Tages, an dem er geschah. Oder es ist Ihnen eine Situation aus dem letzten Urlaub präsent, die für Sie besonders schön war. Sie werden aber wahrscheinlich nur in den seltensten Fällen wissen, ob sich diese Situation am zweiten oder fünften Urlaubstag ereignete.

Beide Gedächtnissysteme sind wichtig. Um zu verstehen, warum und wie die Belastungen der Corona-Pandemie nachwirken, ist vor allem das Leibgedächtnis von Bedeutung. In der Schule wird hauptsächlich das kognitive Gedächtnis trainiert. Es werden Regeln gelernt, mathematische Lehrsätze, es wird geübt, Vokabeln zu behalten, im Geschichtsunterricht stehen meist Daten und Fakten im Vordergrund. Wenn wir an unsere Schulzeit zurückdenken, haben wir vieles, wenn nicht das meiste von dem, was wir dort gelernt haben, wieder vergessen. Aber viele werden sich daran erinnern, wie sie einmal vor versammelter Klasse beschämt worden sind oder welchen Anpfiff sie erhalten haben, nachdem sie beim Abschreiben während einer Klassenarbeit erwischt wurden. Auch der spöttische Ton des Sportlehrers, als man den Klimmzug am Reck nicht geschafft hat, kann einem lebhaft in Erinnerung bleiben. Das Leibgedächtnis wirkt in der konkreten Situation und es wirkt nach, viele Monate, Jahre, ja, Jahrzehnte lang. Manchmal sind die Erinnerungen sehr konkret und manchmal eher diffus.

Wenn ein Kind eine konkrete Situation erfahren hat, die ihm Angst machte, dann wird das Kind sich an diese Situation wahrscheinlich erinnern. Wenn aber die Angst die Atmosphäre bestimmt, die das Kind umgibt, und das über eine längere Zeit, dann wird sich die Erinnerung nicht in erster Linie an konkreten Situationen festmachen, geschweige denn an Daten, sondern als kaum greifbare, fast selbstverständlich gewordene Stimmung nachwirken. Solche emotionalen Folgen beeinflussen dann das Verhalten des Kindes.

Denn Gefühle zielen auf spontane Handlungen ab, darin besteht ihr Sinn. Wer sich für etwas interessiert, wird sich damit näher beschäftigen. Wer Angst hat, wird versuchen, zu dem, was Angst macht, Distanz herzustellen und Kontakt zu vermeiden. Wer sich über etwas ärgert, wird versuchen, das zu verändern. Wer sich nach etwas sehnt, der wird bestrebt sein, der Sehnsucht nachzugehen. Alle Gefühle ergeben Sinn, zumindest zu dem Zeitpunkt, an dem sie entstehen. Dieser Sinn kann sich manchmal von dem Anlass lösen und Leiden hervorrufen, wenn man zum Beispiel eine Angst nicht mehr loswerden kann, oder wenn sie bei jedem noch so nichtig scheinenden Anlass hervorbricht. In jedem Fall zielen Gefühle auf Handlungen oder deren Unterlassung ab. Gefühle sind nichts, was nur im Inneren eines Menschen erfolgt, sondern beeinflussen sein Verhalten zur Umwelt und zu anderen Menschen. Gefühle sind Beziehungsqualitäten.

Das Gefühl der Hilflosigkeit, das in der Pandemie bei vielen Kindern, Jugendlichen und Erwachsenen vorherrschte, rief Impulse hervor, Hilfe zu suchen. Wenn Hilfe nicht möglich ist oder scheint, erstarren Menschen oft oder tauschen die Hilflosigkeit in Passivität um. Wenn Menschen einem Gefühl nicht folgen können und darin nicht gut begleitet und unterstützt werden, kapselt sich das Gefühl ein und bleibt bestehen, ja, es verstärkt sich. Angst zum Beispiel weckt den Impuls, sich zurückzuziehen und das zu vermeiden, was Angst macht. Doch wie kann man das Virus vermeiden? Durch Händewaschen, durch Distanz, durch Kontaktreduzierung – es bleibt immer ein Restrisiko, das Angst macht. Wenn dann Angst und Hilflosigkeit in der Atmosphäre liegen und ein Kind oder einen Jugendlichen stark beeinflussen, kann dies zur Erstarrung führen.

Gefühle brauchen Ausdruck und brauchen Begleitung, Verständnis und Resonanz anderer Menschen.[14] Geschieht dies nicht, bleiben Kinder und Jugendliche mit ihren Gefühlen allein und können dann mit ihnen überfordert sein. In der »Grammatik der Gefühle« existiert die Regel, dass Gefühle »umgetauscht« werden können. Dies erfolgt überwiegend unbewusst, ist aber dadurch nicht weniger wirksam. Wenn ein Kind seine Angst nicht zeigen und teilen kann, kann sie sich in Wut und Zorn äußern. Wenn eine Jugendliche keine Hilfe erhält und sich hilflos fühlt, kann dieses Gefühl als rasender Zorn explodieren oder sich in depressive Melancholie umwandeln. Dann treten Gefühle und entsprechende Verhaltensweisen auf, manchmal schleichend, manchmal plötzlich, die für die Umgebung nicht zu erklären sind. »Es gibt doch keinen Grund, so zornig zu werden!« Das Kind kennt auch keinen Grund. Die Wut bricht aus dem Kind hervor, während sich eigentlich ein anderes Gefühl hinter dem Zorn verbirgt. So wichtig es ist, die konkret sichtbaren Gefühle von Kindern ernst zu nehmen und mit den Kindern gemeinsam nach deren Anlass zu suchen, so kann dies doch manchmal unzureichend bleiben. Dann gilt es, danach zu schauen, welche anderen emotionalen Überforderungen vorhanden sein können, die in das aktuelle Gefühl umgetauscht worden sind. Das gilt für die Zeit der Pandemie genauso wie für die Zeit danach, weil die Gefühle über das emotionale Gedächtnis bestehen bleiben.

14 Baer, U.; Frick-Baer, G. (2021): Wie Kinder fühlen. Weinheim

Manchmal sind die Gefühle, die einem Verhalten zugrunde liegen, nicht bewusst, doch sie bleiben wirksam. Auch wenn einem Kind nicht mehr deutlich ist, dass Ängste und Hilflosigkeit zu seinem Rückzug geführt haben, kann das Verhalten, das neue Kontakte vermeidet, bestehen bleiben. Das emotionale Gedächtnis schafft Spurrillen, in die Menschen immer wieder hineingeraten können. Wie tief diese Spurrillen sind, ist unterschiedlich. Es ist wichtig, sie zu erkennen und damit umzugehen.

Das emotionale Gedächtnis ist nicht einfach abzustellen, seine Folgen kann man nicht einfach wegradieren. Menschen brauchen neue Erfahrungen, um die emotionalen Lebensspuren zu überdecken und zu ersetzen. Wenn Sie als Vater Ängste um Ihren Arbeitsplatz hatten, werden diese auch nach der Pandemie zumindest noch eine Weile bestehen bleiben. Wahrscheinlich deutlich schwächer als vorher, aber sie verschwinden nicht einfach. Wenn Kinder Angst hatten, ihre Großeltern mit dem Virus anzustecken, wird auch diese nicht sofort verschwinden, sobald die Großeltern geimpft sind. Die meisten Kinder werden zwar schnell wieder in einen lebendigen Kontakt zu ihren Großeltern finden, bei manchen jedoch kann die Angst sich als Barriere weiterhin zeigen, zumindest als Scheu in der Begegnung.

Eine weitere Regel in der »Grammatik der Gefühle« lautet: Gefühle brauchen keinen Grund, es reicht ein Anlass. Auch wenn kein Grund mehr besteht, sich um die Gesundheit und das Leben der Großeltern zu sorgen, so können doch Sorge und Angst um sie auftreten, wenn es einen Anlass dafür gibt, zum Beispiel bei einem Besuch. Wenn das gemeinsame Kuchenessen lange nicht mehr stattfinden konnte, kann der Kaffeetisch am Geburtstag die Erinnerung an den letzten Geburtstag hervorrufen, an dem kein gemeinsames Feiern möglich war. Wenn ein Kind sich hilflos fühlt, weil es sich in der Schule von der früheren Freundin verraten oder von einem Lehrer ungerecht behandelt fühlt, kann diese aktuelle Hilflosigkeit dazu führen, dass sich dieses Kind über das Leibgedächtnis an die Hilflosigkeit während der Pandemie erinnert und diese wieder aktiv und lebendig wird.

Neue Erfahrungen brauchen Zeit. Wenn das Gedächtnis der Gefühle nachwirkt, ist es wichtig, darüber zu reden. Auch in Erwachsenen wirken Gefühle nach. Wenn Eltern oder Lehrkräfte über ihre eigenen Erfahrungen sprechen und sich mit den Kindern und Jugendlichen darüber austauschen, fühlen sie sich ernst genommen, und es entsteht ein gemeinsamer Boden der Begegnung und Begleitung.

Das ungelebte Leben, das leben will

Den Begriff des ungelebten Lebens hat der Neurologe Viktor von Weizsäcker in die Medizin und Psychologie eingeführt. Wir Menschen treffen immer wieder Entscheidungen, welches Leben bzw. welchen Aspekt unseres Lebens wir leben wollen und können. Wir entscheiden uns nicht nur *für* etwas, sondern auch *gegen* etwas, das in seiner Summe das ungelebte Leben ausmacht. Wenn wir zum Beispiel einen Partner auswählen, leben wir keine Verbindung mit anderen Partnerinnen oder Partnern. Wenn wir einen Beruf ergreifen, ist das eine Entscheidung gegen eine andere Berufstätigkeit, zumindest zeitweilig. Manche dieser Entscheidungen werden von uns freiwillig getroffen. Doch manchmal verpassen wir etwas oder versäumen es. Oft werden die Entscheidungen, welches Leben wir leben und welches ungelebt bleibt, auch von außen aufgezwungen, von anderen Menschen oder von Lebensumständen. Das war weitgehend in der Pandemie der Fall. Für Erwachsene, Kinder und Jugendliche waren manche Aspekte ihres Lebens unlebbar. Sie konnten sich nur begrenzt mit anderen Kindern oder Erwachsenen treffen. Viele sportliche Tätigkeiten waren nicht möglich – Konzertbesuche, Partys etc. fielen aus. Berührungen außerhalb der Familie blieben untersagt … Der Anteil des unlebbaren und damit ungelebten Lebens wuchs und beeinflusste das Leben, das wir leben konnten, in starkem Maße.

Wir Menschen sehnen uns danach, Entscheidungen darüber zu treffen, was und wie wir leben wollen. Das verbinden die meisten Menschen mit Freiheit. Die Spielräume des lebbaren Lebens sind allerdings oft gar nicht so weit und offen, wie wir es uns erhoffen. Dann wird die Sehnsucht immer stärker und kann sich in aggressiven Gefühlen und Handlungen äußern. Manches von dem, was ungelebt bleibt, ruft keine Folgen hervor, weil wir es nicht bedauern, sondern uns bewusst für etwas anderes entschieden haben. Weil das, was wir versäumt haben, uns nicht besonders wichtig ist und war. Doch manches ist für uns bedeutsam, auch in Pandemiezeiten. Schließungen von Kitas und Schulen und die Kontakteinschränkungen haben für viele Kinder und Jugendliche Lebensbereiche betroffen, die für sie essenziell wichtig waren und sind. Sie nicht leben zu können, hat Folgen, auch über die Pandemie hinaus. Mit einem ungelebten Leben umzugehen, das keine große Bedeutung hat, darin sind wir geübt. Doch die Aspekte des Lebens, die leben wollen, aber nicht leben können, müssen in besonderer Weise gewürdigt werden. Sie müssen wahrgenommen werden, sie müssen als Mangel und als Problem ernst genommen werden, sie müssen in ihren Folgen bedacht werden.

Eine der Folgen unlebbaren Lebens in der Pandemie besteht darin, dass Kinder und Jugendliche über ihre Probleme und Sorgen nicht reden konnten. Jugendliche konnten sich nicht mehr mit Gleichaltrigen austauschen, Kinder fanden über ihre Eltern hinaus häufig auch niemanden mehr, mit dem oder der sie sprechen konnten. Diese Tendenz zum Verstummen kann noch lange bestehen bleiben. Kinder und Jugendliche neigen dann dazu, vieles mit sich allein auszumachen, was sie sonst mit jemand anderem geteilt hätten. Das kann Sorgen und Ängste verstärken und verstetigen. Als eine weitere Folge haben wir beobachtet, dass manche Kinder und Jugendliche von Alltagskontakten »entwöhnt« wurden. Sie brauchen Zeit, um sie wieder neu aufzubauen. Sie sind zunächst einmal scheu, gelegentlich auch ängstlich.

Wir empfehlen, sich und die Kinder zu fragen, was in den Pandemiezeiten ungelebt blieb, was verpasst wurde, was vermieden werden musste. Das, was wir Menschen verpasst haben, können wir nicht rückgängig machen. Wenn die Rahmenbedingungen sich verändern, können wir aber versuchen, das eine oder andere, was ungelebt bleiben musste, neu zu leben. Nun muss man damit beginnen, hinzuspüren, was leben möchte, welche Impulse es gibt. Ein 13-jähriger Junge war vor der Pandemie ein begeisterter Fußballer und spielte im Verein. Während der Pandemie zog er sich sehr zurück. Fußballtraining und Turniere waren nicht möglich. Er versuchte, sich mit anderem zu beschäftigen. Seinem besten Freund ging es ähnlich. Auch er war in der gleichen Fußballmannschaft aktiv. Nach der Pandemie, als die Sportvereine wieder öffneten und Fußballspielen wieder möglich war, stürzte sich der eine Junge begeistert auf das Training. Das, was unlebbar gewesen war, wollte wieder leben, mit aller Kraft. Doch der andere Junge hatte Scheu, wieder in den Fußballverein zu gehen. Er hatte in der Pandemiezeit Schach gelernt und spielte über das Internet Schach. Da zog es ihn nun mehr hin als wieder in den Fußballverein.

Das, was früher gelebt wurde und während der Pandemiezeit ungelebt bleiben musste, wird für die einen etwas sein, was sie wieder mit aller Energie und Begeisterung anstreben. Bei anderen hat sich etwas verändert. Das ungelebte Leben, das leben möchte, ist eine große Kraft, die über die Pandemie hinauswirkt. Doch auch hier gilt, dass nichts genauso werden muss, wie es vorher war. Es können neue Interessen entstehen, andere Impulse. Ein Mädchen hatte während der Pandemiezeit davon geträumt, nach Frankreich zu einem Jugendaustausch zu gehen. Sie hatte von älteren Freundinnen davon gehört, wie toll das sei. Doch in der Pandemiezeit gelang dies nicht, musste das ungelebt bleiben. Sie hatte weiterhin Französisch gelernt und nun, mit dem Ausklingen der Pandemie, tat sie alles dafür, um ihrem Wunsch nach dem Schüleraustausch folgen zu können. Viele Jugendliche lebten darauf hin, sich endlich wieder mit den Freunden treffen zu können. Doch sind es noch die gleichen Freunde? Gibt es noch die gleichen Interessen und die gleiche Vertrautheit wie vor der Pandemie? Oder hat sich etwas verändert?

Dem ungelebten Leben nachzugehen, das während der Pandemie nicht leben konnte, ist wichtig. Wir müssen die Kraft des Lebens, das gelebt werden möchte, würdigen, und wir sollten uns gleichzeitig darüber klar sein, dass es viele Unsicherheiten, Risiken und Überraschungen gibt. Dem ungelebten Leben, das leben möchte, zu folgen, ist ein Wagnis. Aber eines, das sich lohnt.

Traumafolgen und Traumawiederbelebung

Auch Traumata, die vor oder während der Pandemie erfahren werden mussten, können für die Zeit nach der Pandemie eine bedeutsame Rolle spielen und sollten deshalb genauer betrachtet werden.

Das Wort »Trauma« stammt aus dem Altgriechischen und bedeutet »Wunde«. Nicht jede Wunde, nicht jede Verletzung ist ein körperliches oder seelisches Trauma. Wenn sich jemand in den Finger schneidet, ist das eine Verletzung, aber kein Trauma. Zum Trauma gehört, dass der gesamte Körper erschüttert ist und es nachhaltige Folgen gibt. Das gilt für körperliche Traumata, die medizinisch behandelt werden, und für psychische Traumata. Nicht jede Verletzung, nicht jede Kränkung, nicht jeder Verlust, ruft ein Trauma hervor. Um von einem Trauma reden zu können, bedarf es mindestens dreier Faktoren: ein Ereignis wird als existenziell bedrohlich erlebt, es übersteigt die Bewältigungsmöglichkeiten des betroffenen Menschen, und es hat nachhaltige Folgen.[15]

Nicht das jeweilige Ereignis macht also das Trauma aus, sondern dessen Wirkung. Manche Ereignisse, wie sexuelle Gewalt, rufen in fast allen Fällen Traumata hervor. Auf andere gibt es unterschiedliche Reaktionen. Der eine Mensch geht nach einem Unfall relativ schnell zur Tagesordnung über, während der andere tief erschüttert ist und sich kaum noch traut, in ein Auto zu steigen. Die eine Person nutzt den Arbeitsplatzverlust als Gelegenheit, sich eine bessere berufliche Tätigkeit zu suchen, während die andere sich existenziell erschüttert fühlt.

In den Pandemiezeiten können Traumata neu auftreten, insbesondere haben wir dies im Zusammenhang mit Krankheiten und Todesfällen beobachtet. Wenn eine nahe Verwandte an Corona erkrankt ist und im Krankenhaus um ihr Leben ringt, bekommen die Kinder dies mit. Auch wenn sie klein sind, spüren sie die Atmosphäre um sich herum. Eine Familie war mit ihrem fünfjährigen Jungen im Ausland auf einer Urlaubsreise, als plötzlich ein Lockdown und Quarantäne-

---

15 Baer, U. (2018): Traumatisierte Kinder sensibel begleiten. Basiswissen und Praxisideen. Weinheim

bestimmungen bei der Rückkehr verhängt wurden. Sie mussten mehrere Tage provisorisch in einer Unterkunft verbringen und anschließend nach der Rückkehr in einem Quarantäne-Hotel. Die dabei vorhandene Atmosphäre der Verunsicherung und Furcht hatten für den Sohn traumatisierende Folgen. Er wurde sehr unsicher und wirkte verstört. Er hatte Angst, nach der Rückkehr aus dem Urlaub und auch nach dem Ende der Quarantäne aus der Wohnung zu gehen, klammerte sich vor allem an der Mutter fest und wollte auch nach der Pandemie nicht mehr in den Urlaub. Solche und andere Traumata sind während der Pandemiezeit aufgetreten.

Häufiger noch war während der Pandemiezeit Wiederbelebung von traumatischen Erfahrungen aus der Zeit vor der Pandemie zu beobachten. Ein traumatisches Ereignis, wie zum Beispiel ein sexueller Übergriff, ist für die meisten Kinder, Mädchen wie Jungen, traumatisierend. Er ist immer mit Verunsicherung verbunden, mit Hilflosigkeit, mit Angst und großem Stress. Angst, Hilflosigkeit, Stress und Verunsicherung traten und treten auch in Pandemiezeiten auf und können als Trigger für das frühere traumatische Erleben wirken. Trigger sind Sinneseindrücke und emotionale Situationen, die als Auslöser für die Wiederbelebung einer traumatischen Erfahrung wirken können.

Das limbische System ist ein Teil des menschlichen Gehirns, das bei emotionalen Prozessen aktiv wird. Ein besonderer Teil dieses System ist die Amygdala, auch Mandelkern genannt. Sie ist gleichsam dafür »zuständig«, dass sich existenziell bedrohliche Situationen und damit mögliche Traumata für den Menschen nicht wiederholen. Jeder Sinneseindruck wird von der Amygdala daraufhin überprüft, ob er ein Anzeichen dafür ist, dass eine existenzielle Gefahr droht. Dies geschieht im Bruchteil einer Sekunde und unbewusst. Gibt es einen Auslöser für eine existenzielle Bedrohung, also ein Trigger, dann wird die Amygdala aktiv und greift z. B. über Hormonausschüttungen in den gesamten Organismus ein. Es kommen dann Prozesse in Gang, die den Menschen schützen sollen, indem er all seine Potenziale mobilisiert, um aggressiv zu kämpfen oder sich zu verstecken, oder indem er so schnell fliehen kann, wie es ihm nur möglich ist.

Ein Trigger, der zu einer Wiederbelebung traumatischer Erfahrungen und Reaktionen führt, muss nicht exakt genauso beschaffen sein wie im traumatischen Ereignis. Es reicht, wenn er ähnlich ist. Alte Menschen können durch das Donnern eines Gewitters in Panik geraten, weil es sich so ähnlich wie explodierende Bomben oder Artilleriebeschuss aus der Kriegszeit anhören. Dunkelheit kann an Eingesperrt-Sein erinnern, eine Atmosphäre der Hilflosigkeit an die sexuelle Gewalterfahrung, der strafende oder abschätzige Blick einer Lehrperson an den Anfang einer traumatischen Bedrohung.

Für manche traumatisierte Kinder und Jugendliche war der Lockdown auch eine Erleichterung. Ein Mädchen, das sexuelle Gewalt erfahren hatte, war froh, dass es während der Pandemie eine Zeitlang nicht zur Schule musste. Es konnte sich zurückziehen und musste keine Anmache von anderen befürchten, wie sie sagte. Nach der Pandemie öffneten die Schulen, und sie musste wieder in eine Welt hinaus, in der es Begegnungen mit Jungs gab. Einer ihrer Schulkameraden freute sich, sie zu sehen, stürmte auf sie zu und umarmte sie. Das war nicht böswillig, sondern ehrlich gemeint, aber für das Mädchen war es grenzverletzend. Sie reagierte mit Panik und Rückzug und wollte nicht mehr in die Schule gehen. Ein 15-jähriger Junge war vor der Pandemie von anderen Jugendlichen in einem Treppenhaus zusammengeschlagen worden. Er hatte mit therapeutischer Hilfe die traumatischen Belastungen im Großen und Ganzen bewältigt. In der Lockdownzeit hatte er sich im Homeschooling gut eingerichtet, doch nach der Wiederöffnung der Schule musste er jeden Tag über die großen und breiten Treppen des Schulgebäudes gehen. Sein Klassenraum befand sich im zweiten Stock. Solange viele Kinder gleichzeitig am Pausenende oder vor Schulbeginn unterwegs waren, machte es ihm nur wenig aus. Er war nur leicht verunsichert. Doch einmal wurde ihm von einer Lehrerin aufgetragen, etwas aus dem Lehrerzimmer im Erdgeschoss zu holen. Während der Unterrichtsstunde war das Treppenhaus leer. Als er die Treppe hinunterging, bekam er Atemnot und begann vor Panik zu zittern. Er setzte sich auf die Treppenstufen und konnte sich nicht mehr bewegen. Erst als zufällig eine Schülerin vorbeikam und Hilfe holte, fand er Unterstützung und war sich sicher genug, das Treppenhaus verlassen zu können. Die Erfahrung, allein in einem leeren Treppenhaus zu sein, wirkte als Trigger, der den Schrecken der traumatischen Erfahrung wieder in die Gegenwart geholt hatte.

Für die Bewältigung von Traumata ist entscheidend, was die betroffenen Menschen in der Zeit nach dem traumatischen Ereignis erfahren. Das gilt auch für körperliche Traumata. Nach einem Beinbruch braucht der verletzte Mensch Ruhe, medizinische Behandlung, zum Beispiel eine Operation, Schmerzmittel und dergleichen mehr. Dann kann das Bein zusammenwachsen. Es wird bei hoher Belastung immer wieder einmal schmerzen, doch eine solche unterstützende Zeit danach ermöglicht den Heilungsprozess. Wird der Beinbruch nicht behandelt, wachsen die Knochen auch irgendwie aneinander, aber sie werden bei jedem Schritt schmerzen. Ähnliches gilt für seelische Traumata. Alle Menschen, die ein traumatisches Ereignis erlebt haben, brauchen danach Trost. Sie benötigen, dass jemand an ihrer Seite ist und dass sie sich nicht allein fühlen. Ihnen hilft Parteilichkeit, indem ihnen gesagt wird, dass sie nicht schuld sind an dem schrecklichen Geschehen, sondern andere, die Täterinnen oder Täter. Bleiben sie allein, können die Folgen des traumatischen Ereignisses nicht heilen. Finden sie Trost, Unterstützung und Parteilichkeit, kann ein Heilungsprozess beginnen.

Das gilt auch für Wiederbelebungen des Traumas. Kinder brauchen klare Signale: »Du bist nicht allein! Ich bin da, ich passe auf dich auf!« Sie benötigen vielleicht therapeutische Behandlung, doch dieses: »Du bist nicht allein!« gilt auch für Schule, Kita, Elternhaus und andere Lebensbereiche.

Viele Eltern und Lehrkräfte sind immer wieder verunsichert, ob sie ein traumatisiertes Kind eher ablenken und ermutigen sollen, etwas zu unternehmen, oder ob sie es in Ruhe lassen können. Dafür gibt es keine klaren und eindeutigen Richtlinien. Wichtig ist, dem Kind beides anzubieten und es zu fragen, was es in der konkreten Situation möchte. Dazu gehört auch, dem Kind immer wieder anzubieten, darüber zu sprechen, wenn es das möchte. Für Kinder, die durch die Pandemie traumatisiert oder retraumatisiert worden sind, sind solche Haltungen und Angebote die Basis dafür, dass sie ihre traumatischen Erfahrungen überwinden können. Darauf aufbauend können besondere pädagogische und therapeutische Hilfen angemessen sein.

KAPITEL 7

Von Troststeinen, kleinen Helden und Wunschpflanzen

Wir haben schon erwähnt, dass das Institut für soziale Innovationen (ISI) und das Pädagogische Institut Berlin (PIB) Konzepte entwickelt und erprobt haben, mit denen Kinder und Jugendliche während der Pandemie gestärkt wurden, die in besonderem Maße unter den Folgen gelitten haben. Wir haben sie »Kreative Stärkungsgruppen« genannt. Die Gruppengröße beträgt vier bis sechs Kinder, damit die einzelnen besonders gefördert werden können. An Kitas und Schulen werden sie in Alterskohorten von besonders dafür geschulten Fachkräften geleitet. Das Konzept zielt darauf ab, die in diesem Buch geschilderten häufigsten Pandemiefolgen abzubauen und gleichzeitig den individuellen Besonderheiten der Kinder und Jugendlichen Raum zu geben. Dies gilt auch für die Zeit nach Corona.

In diesen Kreativen Fördergruppen wird, wie der Name schon sagt, mit kreativen Methoden gearbeitet. Wenn Worte nicht reichen, können beim Musizieren, bei der Gestaltung und beim Tanz Gefühle und anderes Unsagbares ausgedrückt und Begegnungen ermöglicht werden. Das gilt nicht nur für die Kinder und Jugendlichen, die besondere Förderung benötigen, das gilt für alle. Kinder sind kreativ und brauchen kreativen Ausdruck. Wenn Eltern ihre Kinder anregen, all das, was sie rund um die Pandemie und darüber hinaus bewegt und was sie brauchen, kreativ auszudrücken, dann hilft ihnen das. Noch besser ist es, wenn Eltern und andere Erziehende gemeinsam mit den Kindern kreativ werden. Dabei geht es vor allem darum, das darzustellen, was nicht greifbar ist, Stärken zu mobilisieren und Begegnungen (wieder) zu ermöglichen.

Das Institut für soziale Innovationen hat in der ersten Corona-Welle jeden Tag Ideen für kreative Aktivitäten auf Facebook veröffentlicht. Im Folgenden möchten wir einige Eltern-Kind-Aktivitäten vorstellen (mit freundlicher Genehmigung von Yvonne Klemp und Viola Werner für das ISI). Viele Bilder, Texte und viele weitere Informationen finden Sie auf www.soziale-innovationen.de und www.paedagogisches-institut-berlin.de.

Wunsch- und Troststeine

Suche dir ein paar handgroße Steine. Du kannst darauf Bilder malen oder etwas schreiben, was du dir oder anderen Menschen wünschst. Du kannst auch das malen, was dich tröstet und was auch andere Menschen trösten könnte. Bei deinem nächsten Spaziergang kannst du die Wunsch- und Troststeine irgendwo hinlegen, wo sie gesehen und gefunden werden. Es sind Kontaktgrüße ohne Kontakt.

Fensterbilder und Botschaften

Das Fenster wurde während der Pandemie zur Schnittstelle mit der Außenwelt, an der etwas stattfinden konnte. Beispielsweise wurde geklatscht für die Arbeit der Pflegekräfte in Krankenhäusern. Viele Menschen verabredeten sich auch, um an geöffneten Fenstern Musik zu machen. Der Dalai Lama hat ein Mantra als Schutz für alle Menschen geschrieben, und viele hängten es in ihre Fenster. Auch du kannst selbstgemalte und geschriebene Botschaften ins Fenster kleben und damit ganz persönliche Grußbotschaften in die Welt hinaus senden.

Gib dem Unbekannten ein Gesicht

Wenn das Corona-Virus ein Wesen wäre, wie würde es aussehen? Wie sieht ein Virus überhaupt aus? Hat es Augen, eine Nase oder Hände? Und in deiner Fantasie? Gib dem Virus ein Gesicht – und du wirst merken, dass es dir dann viel weniger Angst macht, weil es nicht mehr etwas Unbekanntes und Fremdes ist.

Kraftbäume

Bäume sind ziemlich stark. Hast du einen Baum in deiner Nähe, wie sieht er aus? Such dir einen Baum, der dir gut gefällt. Lehne dich mal an seinen Stamm und lass ihn dich halten. Was macht ihn schön für dich? Male eine Bild von diesem Baum und besuche ihn, wie einen Freund.

Kleine Helden

Kinder waren in der Corona-Zeit Helden: Sie konnten keine Freunde treffen, nicht auf Spielplätze gehen, mussten ihre Hausaufgaben allein machen. Dass sie das durchgehalten haben, ist heldenhaft! Wie siehst du als Held oder Heldin aus? Welche Superkraft hast du? Male dich als Held oder Heldin! Danke, dass ihr das alle durchhaltet!

Schutzgeist

Was für einen Schutzgeist könntest du gebrauchen? Was soll er schützen? Male oder bastele dir einen guten Geist, der dich beschützt. Wie ist sein Name und worin ist er besonders gut?

Trostpflasterherz

In Zeiten von Angst und Unsicherheit, die alte Menschen nicht erst seit Ausbruch der Corona-Pandemie kennen, können tröstende Begegnungen, Gesten oder Symbole helfen. Als Symbol des Trostes oder als Erinnerung an eine tröstende Begegnung basteln wir ein »Trostpflasterherz«. Schneide ein Herz aus rotem Tonkarton und klebe ein Pflaster darauf. Dann kannst du das Herz weiter ausgestalten, wie du möchtest.

Wunschpflanzen

Schreibe einen Wunsch auf einen Zettel, lege ein paar Blumensamen darauf und falte den Wunschzettel zusammen. Fülle einen Blumentopf mit Erde und lege den gefalteten Zettel auf die Erde, darüber kommt noch eine kleine Schicht Erde. Dann musst du jeden Tag gießen, und nach einiger Zeit kannst du die Pflanzen wachsen sehen. Mit ihnen kommt auch dein Wunsch unsichtbar wieder heraus. Besonders schnell wachsen Kresse, Duftwicken und Klee!

Krafttier für die Hosentasche

Wenn du ein besonders starkes Tier wärst, welches wärst du? Ein Tiger, ein Elefant, ein Zauberdrache? Was kann dieses Tier besonders gut? Was mag es und wovon träumt es? Male genau dieses Tier in der Größe einer Streichholzschachtel, schneide es aus und klebe es in die Schachtel. Du kannst auch die Schachtel bemalen und verzieren wie eine Schatzkiste. In der Hosentasche kannst du das Krafttier in der Schatzkiste immer bei dir tragen.

Monstermobile

Früher glaubte man fest daran, dass Skulpturen von gefährlichen Tieren und Monstern, die an den Häuserfassaden befestigt wurden, das Haus vor bösen Geistern und Unheil schützen kann. Male ein paar wirklich gruselige Monster, schneide sie aus und hänge sie zusammen mit Muscheln, Zapfen oder anderen Sachen mit einem Faden an einen Ast. Den Ast kannst du außen am Fenster, auf dem Balkon oder am Haus aufhängen. Im Wind macht das Mobile Geräusche, und die Monster können dich beschützen.

Mutstempel

Was macht dir Mut? Gibt es dafür ein Symbol, fällt dir ein Wort dazu ein? Aus Flaschenkorken, Holzklötzchen und Moosgummi kannst du dir einen Mutstempel basteln. Male das Symbol oder das Wort auf das Moosgummi und schneide es aus. Achtung: Du musst das Wort in Spiegelschrift schreiben! Klebe es auf einen Korken oder ein Stück Holz. Mit einem Stempelkissen oder Wasserfarbe kannst du losstempeln und damit ein bisschen Mut verbreiten.

Abreißbotschaften

Nimm ein DIN-A4-Papier und schneide es auf einer Seite im Abstand von einigen Zentimetern so ein, dass du viele Streifen hast. Schreibe auf jeden Streifen Botschaften oder Worte, die dir gefallen und mit denen du etwas Positives ausdrückst. Zum Beispiel Glück, Sonne, Zuversicht, Mut, Freude oder Hoffnung. Hänge das Papier an Straßenlaternen oder in euren Hausflur, damit sich andere Menschen davon etwas abreißen und es mitnehmen können.

Wundertüte to go

Aus einer Butterbrottüte kannst du eine Wundertüte machen. Fülle sie mit kleinen Bildern, Botschaften, vielleicht auch mit kleinen Steinen oder anderen Dingen aus der Natur. Du kannst mehrere solcher Tüten herstellen und sie mit Wäscheklammern und einem Band draußen vor dem Haus aufhängen. Wer vorbei geht, darf sich eine Wundertüte mitnehmen.

Trostpostkarten

Was hilft dir, wenn du traurig bist? Was tröstet dich? Welche Worte hörst du dann gerne, welche helfen dir? Welche trösten dich? Male all das auf eine weiße Postkarte und schreibe die Worte dazu, die dich schon mal getröstet haben. Die Karten kannst du mit der Post verschicken oder für dich selbst an einen besonderen Platz stellen.

Schmetterling

Schmetterlinge sind bunt und schön, sie flattern frei durch die Gärten und die Natur. Sie können gute Laune machen. Male dir ein paar eigene Fantasie-Schmetterlinge und schneide sie aus. Wenn du sie an einen dünnen Faden klebst, kannst du dir eine Schmetterlingsgirlande basteln und sie aus dem Fenster hinaushängen. Vielleicht bringt der Wind sie zum Fliegen.

Wunschblumen

Aus Butterbrottüten kannst du Wunschblumen machen. Bemale eine Butterbrottüte von allen Seiten in deinen Lieblingsfarben. Dann kannst du die Tüte so knittern und drehen, dass daraus eine Blüte wird. Als Stängel kannst du einen dünnen Ast nehmen, den du grün anmalst. Beim Malen kannst du an das denken, was du dir wünschst. Wenn du mehrere Blumen machst, kannst du sie als Wunschblumenstrauß in eine Vase stellen.

Regenbogen der Wünsche

Der Regenbogen ist ein Symbol für Wünsche und Hoffnungen. In ihm kommen alle Farben vor. Male einen großen Regenbogen und schreibe in jeden Farbbogen, was du dir wünschst oder erhoffst.

Klebe ihn in dein Fenster, dann können ihn auch andere Menschen sehen und sich an den Farben erfreuen.

Blick in die Zukunft

Was würdest du am liebsten machen, wenn Schule und Unterricht wieder anfangen und du deine Freunde wieder treffen kannst? Male ein Bild mit allem, worauf du dich schon so lange gefreut hast und was du dann machen willst.

Zauberstab

Wenn du zaubern könntest, was würdest du zaubern? Vielleicht brauchst du dafür als erstes einen Zauberstab. Wie würde der aussehen? Groß, klein, bunt, glitzernd? Suche dir einen Ast, der dir gefällt. Du kannst ihn bemalen und bekleben, du kannst Stoffreste und Bänder daran binden oder geheime Zeichen darauf schreiben. Nicht jeder Zauber geht sofort in Erfüllung, aber du solltest es versuchen.

Von Herzen ...

Herzensgrüße sind immer schön, jetzt ganz besonders! Wem könntest du ein selbstgemaltes oder gebasteltes Herz schenken? Male und gestalte ganz unterschiedliche Herzen mit verschiedenen Materialien. Du kannst sie an Freundinnen und Freunde, an deine Eltern verschenken, auch nach der Pandemie noch an Alten- und Pflegeheime schicken. Es ist ein tröstlicher Gedanke, wenn viele Herzgrüße auf die Reise gehen.

Dein eigenes Gedicht

Nimm ein altes Buch, das niemand mehr liest, und reiße eine beliebige Seite heraus. Ein Zeitungsartikel oder ein Text aus einer Zeitschrift geht auch. Kreise die Wörter ein, die Dich ansprechen und die dir gefallen. Oder finde versteckte Verse für Dich. Schwärze die überflüssigen Wörter oder übermale sie bunt. Lass so Dein Gedicht entstehen.

Baumsterne

Male bunte Sterne und schreibe in jede Zacke einen Wunsch. Mache ein kleines Loch in den Stern und ziehe einen Wollfaden durch. Hänge die Sterne in Büsche und Bäume.

Vergrab deine Sorgen

Schreibe auf kleine Zettel, wovor du Angst hast und was Dir Sorgen macht. Lege sie in eine Streichholzschachtel und bei deinem nächsten Spaziergang kannst du die Schachtel im Wald oder Park vergraben.

Wunschstöcke

Sammle ein paar Stöcke und male sie bunt an. Schreibe auf kleine Zettel gute Wünsche und binde sie mit bunten Wollfäden an die Stöcke, du kannst sie in die Erde stecken oder an Bäume hängen.

Freundeskette

Male alle deine Freunde und schneide die Figuren aus. Klebe sie wie eine Kette zusammen, vielleicht Hand an Hand oder übereinander, einer steht auf dem Kopf des anderen.

Wunschschiffchen

Bastle bunte Schiffchen aus Papier, bemale sie oder schreib ein paar gute Wünsche darauf. Vielleicht gibt es in deiner Nähe einen See oder einen Bach, auf dem du sie schwimmen lassen kannst.

Muttiere

Welche mutigen Tiere kennst du? Vielleicht den Löwen oder den Tiger. Kannst du laufen wie ein Tiger? Oder brüllen wie ein Löwe? Oder fauchen und dich räkeln wie eine Mutkatze? Flattern wie ein Schmetterling? Versuch doch mal, dich in ein Tier zu verwandeln und dich so zu fühlen wie dein mutiges Tier.

Pfeifenreiniger-Figuren

Aus bunten Pfeifenreinigern kannst du ganz persönliche Glücksbringer basteln: Biege sie so, dass kleine Tiere, Figuren oder Symbole entstehen und verteile sie an die Menschen, denen du Glück wünschst.

Glückskleckse

Mache mit Wasserfarben bunte Kleckse auf ein Blatt Papier und lege ein anderes Blatt darauf. Schaue dir die Kleckse an und male sie weiter, vielleicht entstehen so viele kleine Glückswesen.

Glücksketten aus Stoff

Reiße Streifen aus verschiedenen Stoffen und flechte sie zu einer Kette. Du kannst auch kleine Dinge, die für dich Glück bringen, hineinflechten oder -kleben – Blätter, Steinchen oder auch kleine Spielzeuge. Die Ketten kannst du ins Fenster hängen oder auf den Balkon oder in den Garten.

Glückssteine to go

Bemale viele Steine oder schreibe Botschaften darauf. Lege sie in eine Schale und stelle sie vor deine Tür. Schreibe ein Schild dazu: »Glückssteine to go«. Jeder, der vorbeikommt, kann sich einen Glücksstein mitnehmen.

Hosentaschen-Mutmacher

Finde einen kleinen Gegenstand, der dir besonders gut gefällt und in deine Hosentasche passt. Vielleicht eine Bohne, einen Stein oder etwas anderes. Du kannst ihn bemalen und verzieren. Wichtig ist, dass du genau weißt, was Dir an ihm so gut gefällt. Trage ihn in der Hosentasche. Jedes Mal, wenn du Angst bekommst, hole ihn heraus und betrachte ihn, erinnere dich, was er für dich bedeutet, und stecke ihn dann in deine andere Hosentasche.

KAPITEL 8

Für ein gutes Leben nach der Pandemie

Sieben Tipps, was Sie für Kinder und Jugendliche tun können

Die folgenden Hinweise gelten für alle Eltern und andere Erziehende in Kita, Schule oder anderswo, die Kinder und Jugendliche in und nach der Pandemie begleiten. Sie sind kein Rezept nach dem Motto: »Man nehme XY – und dann kommt Z heraus«. Aber sie beruhen auf Studien und praktischen Erfahrungen, die wir mit Kindern und Jugendlichen während der Pandemiezeit gemacht haben. Die Tipps müssen selbstverständlich für jedes Kind und jeden Jugendlichen angepasst werden, an sein Alter, an seine Persönlichkeit und seine Lebensbedingungen.

Tipp 1 – Erklären, aber richtig

Covid-19 ist eine Bedrohung, die nicht greifbar und nur schwer begreifbar ist. Ende März 2021 hat ein Mathematiker ausgerechnet, dass alle Corona-Viren, die zum damaligen Zeitpunkt auf der Welt existierten, in eine einzige Cola-Dose passen würden. Die Viren sind so klein, dass wir sie weder sehen noch nach ihnen greifen können. Deshalb können wir sie auch nur mühsam be-greifen. Wir brauchen unsere Fantasie und unsere Vorstellungskraft, um zu erklären, dass sie existieren und wie sie wirken.

Das fällt allen Menschen schwer, Erwachsenen wie Kindern. Kinder machen sich Vorstellungen von Corona und seinen Folgen. Damit diese Vorstellungen nicht zu sehr Angst machen und die Kinder belasten, brauchen sie von uns Erwachsenen Erklärungen. Diese müssen selbstverständlich altersgerecht sein. Jugendliche informieren sich in der Regel selbst im Internet, Jüngere sind eher auf das angewiesen, was Eltern, Erzieherinnen und Lehrer ihnen mitteilen. Dabei helfen Bilder. Man kann mit kleineren Kindern ein Virus malen und ein Anti-Virus-Monster (z.B. Impfstoff), das gegen die Viren kämpft und sie auffrisst. Man kann die vielen zeichnerischen Erklärungen im Internet nutzen und vieles mehr. Wesentlich dabei ist, dass Fragen beantwortet werden können, dass es keine »dummen Fragen« gibt und dass wir den Kindern keine Angst machen.

Die Verunsicherung von Kindern kann über die unmittelbare Gefahr einer Ansteckung hinaus bestehen bleiben. Auch wenn eine Herdenimmunität durch Impfungen erreicht wird, können neue Mutationen des Virus auftreten. Die Bedrohungen bleiben bestehen, und Schutzmaßnahmen werden noch lange Zeit nötig sein, in welcher Form auch immer. Deswegen wird es auch notwendig bleiben, die Kinder zu informieren und ihnen altersgerecht zu erklären, was wie und warum in Bezug auf das Virus geschieht.

Kinder brauchen Erklärungen und Anleitungen, wie jeder sich vor einer Ansteckung schützen kann, und sie brauchen Offenheit und Transparenz. Dazu gehört auch, dass wir Erwachsene den Kindern sagen und zeigen, dass wir selbst unsicher sind, dass wir aber Vertrauen haben in Schutzmaßnahmen und in die Forschung, in Impfkampagnen und vieles mehr.

> Machen Sie den Kindern keine Schuldgefühle, sondern sagen Sie ihnen, dass sie nicht schuld sind, wenn sich jemand ansteckt!

Tipp 2 – Begegnungen ermöglichen

Die Maßnahmen zum Schutz vor Corona reduzieren die Möglichkeiten, soziale Kontakte und Beziehungen zu leben. Viele Kinder hatten oder haben keinen oder nur sehr eingeschränkten Kontakt zu ihren Großeltern oder anderen Verwandten, um diese nicht zu gefährden. Durch Kita- und Schulschließungen fiel das soziale Netzwerk der Kinder und Jugendlichen weg. Auch Sportvereine waren geschlossen, sodass auch hier die Möglichkeiten sozialer Begegnungen zumindest stark eingeschränkt waren. Viele ältere Kinder haben sich mit WhatsApp-Gruppen und gemeinsamen Computer-Spielen beholfen, um die Verbindung zum Freundeskreis zu halten. Kleineren Kindern fiel das schwerer. Wenn der Schul- oder Kitabetrieb wieder aufgenommen wurde, gab es oft Gruppenteilungen oder nur Notbetreuung. Viele Kinder klagten darüber, dass die beste Freundin oder der beste Freund in einer anderen Gruppe zur Schule geht, so dass sie sich nicht mehr sehen konnten. All das kann mit dem Auftreten einer neuen Welle wieder geschehen. Doch auch wenn sich die Situation nicht wiederholt, hat die Vereinsamung mancher Kinder schon jetzt Folgen. Wir haben sie beschrieben: Manche ziehen sich zurück, andere sind verunsichert, wieder andere werden aggressiv.

Also ist es wichtig, die Kinder darin zu unterstützen, so viele Kontaktmöglichkeiten zu leben, wie es unter den veränderten Bedingungen nur möglich ist. Das stärkt die Fähigkeit, sich mit anderen zu verbinden. Eltern und andere Erziehende sollten bei Kontaktbeschränkungen Kindern erlauben, über Telefon, Smartphone und soziale Medien so viel Kontakt zu halten wie möglich. Und sie sollten selber, auch wenn sie die Gleichaltrigen nicht ersetzen können, mit den Kindern regelmäßig reden, spielen oder etwas gemeinsam mit ihnen unternehmen. Besonders wichtig ist das gemeinsame Handeln: ein Lego-Haus bauen, das Fahrrad reparieren, das Kinderzimmer neu anstreichen, Spaghetti kochen und die Soße selber zubereiten … All das hilft, der Vereinsamung entgegenzuwirken.

Auch wenn die coronabedingten Einschränkungen verringert werden oder aufhören, müssen sich viele Kinder wieder umstellen auf die neuen Begegnungsmöglichkeiten. Manche müssen wieder neu lernen, mit anderen zu spielen, zu reden oder etwas zu unternehmen. Den meisten Kindern gelingt dies sehr schnell. Denen, die damit Probleme hatten, sollten die Eltern etwas Zeit geben, ohne Drängeln oder Ungeduld. Auch wenn ein Kind Scheu hat, nach einigen Wochen wieder in den Sportverein zu gehen und nicht sofort begeistert ist, dass das wieder möglich ist, liegt dies wahrscheinlich einfach an der Entwöhnung.

Lassen Sie den Kindern Zeit und ermöglichen Sie ihnen einen langsamen Übergang in die neue Normalität!

Tipp 3 – Alltagsstruktur schaffen

Für die meisten Kinder bestand in der Zeit vor Corona eine klare Alltagsstruktur mit festen Zeiten für Mahlzeiten, Kita- oder Schulbesuch, Sporttraining oder Musikunterricht, Zubettgehen usw. Die Pandemie hat all dies durcheinandergebracht. Der Tagesablauf hat sich verändert, manches wird offener und variabler. Alle brauchen Zeit, sich darauf einzustellen – Erwachsene wie Kinder, Eltern wie Erzieherinnen oder Lehrer. Sich das bewusst zu machen ist wichtig, weil diese Veränderungen dann auch etwas gelassener angegangen werden können und wir Erwachsenen dies den Kindern als ein normales Übergangsphänomen verdeutlichen können.

Oft hat sich während der Pandemie eine neue Tagesstruktur entwickelt, vielleicht nach einigem Hin und Her und nachdem dies oder jenes ausprobiert wurde. Wenn diese neue Tagesstruktur sehr offen war, sollten Eltern und andere Erziehende unbedingt darauf achten, wieder feste Zeiten und mit festen Regeln einzuführen. Besonders wichtig waren schon während der Pandemie gemeinsame Mahlzeiten und eine klare Trennung zwischen Arbeitszeiten und Spielzeiten oder sonstigen Kinder- oder Familienzeiten. Ist man mit der Familie zusammen und ist gleichzeitig dabei, seine Mails zu checken, tut das weder den Mails noch der Familie gut. Eine eindeutige Trennung von Beruf und Familie und eine feste Struktur waren in der Corona-Zeit nicht immer einfach herzustellen, aber es lohnt jede Mühe, weil Kinder (und auch Erwachsene!) feste Zeiten brauchen, um in unsicheren Zeiten Halt und Sicherheit zu gewinnen.

Wenn die pandemiebedingten Maßnahmen aufhören, stehen weitere Veränderungen an. Dann kann eine neue Tagesstruktur erforderlich sein. Das wird nicht unbedingt die alte sein, die vor der Pandemie galt. Die Kinder sind älter geworden, alle haben neue, intensive Erfahrungen gemacht, denen Rechnung getragen werden sollte. Überlegen Sie, welche Tagesstruktur Sie brauchen.

Besprechen Sie mit der Familie eine Alltagsstruktur, die den Bedürfnissen aller Beteiligter möglichst weitgehend entspricht!

Tipp 4 – Gefühle teilen

Wir Menschen sind fühlende Wesen. Gefühle sind nicht nur wichtig für unsere Stimmung und unser Wohlbefinden, sondern sie beeinflussen auch unser spontanes Verhalten. Wenn wir uns über etwas ärgern, wollen wir es verändern. Wenn wir lieben, werden wir angezogen. Wenn wir Angst haben, laufen wir weg. Die Corona-Pandemie hat das, was vorher da war, verstärkt. Im Gefühlsleben der Kinder beobachten wir oft, dass ängstliche Kinder noch ängstlicher werden, denn Corona macht Angst. Die Einschränkungen zur Bekämpfung der Pandemie verringern die sozialen Kontakte und können Einsamkeitsgefühle verstärken. Gefühle der Hilflosigkeit und der Ohnmacht gegenüber dem Virus und den dadurch hervorgerufenen Einschränkungen können massiv wachsen. All diese und andere Gefühle sind nicht erst durch die Pandemie-Erfahrungen entstanden, sie gehören für alle Kinder und Erwachsene zum Gefühlshaushalt. Doch sie wurden in Zeiten von Corona intensiver und manche kamen hinzu.

Für Eltern ist es wichtig, darum zu wissen, denn nicht alle Kinder und Jugendlichen sprechen ihre Gefühle offen an. Manche Kinder zeigen ihre Gefühle und teilen sie mit ihren Bezugspersonen, andere sind zurückhaltender. Sie verstummen möglicherweise bei Angst und Hilflosigkeit oder haben »schlechte Laune«, bei der nicht klar ist, woher sie kommt. Außerdem haben viele Gefühle auch einen sozialen Status. Angst zu haben, ist nicht cool, und keiner redet auf einer Party über Scham- oder Schuldgefühle. Deswegen werden solche Gefühle eher verschwiegen, und die Kinder und Jugendlichen verstummen emotional. Dies kann dann zu Wechselwirkungen führen, die sich verstärken und auch nach dem Abklingen der Corona-Pandemie bleiben können: Wenn es weniger soziale Kontakte gibt, gibt es auch weniger Möglichkeiten, über Gefühle zu reden. Und umgekehrt kann das emotionale Verstummen die Vereinsamung verstärken.

Umso wichtiger ist es, dass Eltern und andere Erziehende sich darum bemühen, dem entgegenzuwirken. Gefühle zu teilen hilft, und alles, was dem dient, ist sinnvoll und nützlich.

Manche Kinder kann man direkt ansprechen und fragen, was sie fühlen, ob sie Angst haben, ob sie ärgerlich sind über die Einschränkungen, z.B. über Schulschließungen oder den abgesagten Urlaub. Andere sind nicht so geübt darin, Gefühle zu zeigen und zu teilen. Insbesondere in der Pubertät ist dies vielen Jugendlichen peinlich. Hier ist es entscheidend, dass Eltern und andere Erziehende Vorbild sind. Wenn Erwachsene nur nach den Gefühlen von Kindern und Jugendlichen fragen, aber weder ihre eigenen Gefühle zeigen noch in der Lage sind, darüber zu reden, dann bleibt dies wirkungslos und die Kinder sind eher genervt. Es hilft, wenn Eltern darüber reden, was ihnen selbst Angst macht, was sie ärgert, wie traurig sie sind. Wenn wir Erwachsene unsere Gefühle mitteilen und darüber reden, ohne uns hinter Floskeln zu verstecken, dann sind wir Vorbild für die Kinder und Jugendlichen, wie mit den eigenen Gefühlen umgegangen werden kann. Das hat nicht immer sofort die Wirkung, dass das Mitteilen von Gefühlen zum Türöffner für die Kinder und Jugendlichen wird, aber ohne dieses Vorbild ist es hoffnungslos, einen emotionalen Austausch mit ihnen zu erwarten. Auf Dauer wirkt das Vorbild, da können Sie sicher sein.

Seien Sie mit Ihrem Herzen offen und zeigen Sie Ihre Gefühle, reden Sie darüber, auch wenn es Ihnen ein bisschen schwerfällt!

Tipp 5 – Spielen, spielen, spielen

Wenn Kinder sich zurückziehen, hilft es, mit ihnen zu spielen. Wenn Kinder verstummen oder zu laut werden, wenn Kinder Angst haben oder in irgendeiner Weise sich verändern, dann besteht der Königsweg darin, mit ihnen zu spielen. Denn Spielen heilt und Spielen stärkt. Spielen hat viele Vorteile: Im Spielen entdecken Kinder und Jugendliche die Welt, im Spiel schaffen sie sich ihre Welten nach ihrer eigenen Fasson. Beim Spiel wird zum Beispiel nicht nur deutlich, dass sie Angst haben oder sich scheu zurückziehen. Im Spiel haben sie auch die Möglichkeit, sich zu verändern bzw. Veränderungen auszuprobieren. Sie können es wagen Kontakte aufzunehmen, sie können mutig und stark sein, aber auch schwach und ängstlich. Im Spiel wird das ungelebte Leben lebbar. Wesentlich ist, dass die Kinder nicht nur alleine spielen. In der Begegnung mit anderen Kindern und mit Erwachsenen können sie unterschiedliche Rollen einnehmen, die verschiedenen Aspekten ihrer Persönlichkeit entsprechen. Sie können böse sein und lieb, groß oder klein, sich verstecken oder sich zeigen, still erwarten oder laut fordern.

Dabei helfen Spiele. Auch »Mensch ärgere dich nicht« und Monopoly sind hilfreich, selbst Computerspiele bieten viele Möglichkeiten des Spielens. Doch möglichst offene Spiele im Freien oder in der Wohnung eröffnen den Kindern die größten Gestaltungsmöglichkeiten, um lustvoll die Welt und sich zu entdecken. Im Spiel wird alles deutlich, was verborgen war. Im Spiel bieten sich Chancen der Entwicklung und Veränderung.

Viele Eltern zögern, mit den Kindern zu spielen, weil sie selbst nicht so »kindisch« sein wollen. Vielleicht haben sie die Erfahrung gemacht, verspottet oder ausgelacht zu werden, wenn sie sich nicht »erwachsen« genug geben. Doch damit berauben sie den Kindern und auch sich selbst einer Chance. Erinnern Sie sich daran, wie Sie selbst als Kind gespielt haben. Nutzen Sie diese Erinnerungen und bringen Sie sie in den Kontakt mit den Kindern ein. Das gilt auch für die Frage, was und wie gespielt werden soll. Sie können auf Ihre eigenen Erfahrungen zurückgreifen als Kind oder Jugendliche und Sie können sie fragen: Was willst du gerne mit mir spielen? Die Kinder wissen Bescheid und werden Ihnen Antworten geben. Sie können auch mit den Kindern oder Jugendlichen musizieren, auch wenn Sie selbst kein Instrument spielen: mit irgendwelchen Klangerzeugern, die man nicht »gelernt« haben muss, zum Beispiel mit einer Rassel. Umgedrehte Papierkörbe oder Kochtöpfe können zu Trommeln werden – musizieren Sie mit allem, was Ihnen unter die Finger kommt. Und singen Sie, ohne Noten, aber mit offenen Ohren und offenem Herzen. Oder Sie legen ein großes Blatt Papier auf den Tisch (oder eine Papiertischdecke) und malen gemeinsam darauf mit Stiften oder anderen Farben. Jeder fängt an seiner Seite an und lässt sich überraschen, was dabei entsteht. Scheuen Sie sich nicht, den Ideen, die Sie oder Ihre Kinder haben, nachzugehen.

Vielleicht stellen Sie sich die Frage, was denn das Spielen mit »Corona in der Seele« der Kinder zu tun hat. Im Spiel zeigen sich alle sozialen Hemmungen und Veränderungen, die durch die Pandemie hervorgerufen wurden, auf ganz unterschiedliche Weise. Das Spiel eröffnet, wie wir im 4. Kapitel beschrieben haben, Möglichkeitsräume für Ihre Kinder, aber auch für Sie selbst. Darin können Fantasien entstehen, und es offenbaren sich darüber hinaus alle Gefühle, unter denen ein Kind leidet, oder die Spuren, die die Pandemiezeit bei ihm hinterlassen haben. Das Spielen bietet gleichzeitig die Chance, diese zu zeigen und auch zu verändern.

> Überwinden Sie, wenn vorhanden, die Scheu mit Ihren Kindern zu spielen – es hilft!

Tipp 6 – Wirksamkeit fördern

Während der Pandemie haben viele Kinder gespürt, dass ihre Wirksamkeit in manchen Bereichen eingeschränkt oder erloschen war. Wir Menschen brauchen alle das Gefühl der Wirksamkeit. Wir können etwas verändern, wir können etwas be-wirken. Doch gegenüber dem Virus ist unsere Wirksamkeit begrenzt. Wir können das Virus nicht abschaffen, wir können viele der Pandemiefolgen nicht verändern. Es ist wichtig für Kinder und Jugendliche, dass aus diesen Erfahrungen kein dauerhaftes Gefühl der Unwirksamkeit entsteht, sondern dass sie neue Erfahrungen machen, wirksam zu sein.

Das können Sie in zwei Bereichen fördern. Der erste Bereich betrifft die Wirksamkeit im Handeln. Sie sollten alles unterstützen, was Kindern und Jugendlichen die Erfahrung ermöglicht, im Handeln etwas zu bewirken. Wenn Sie mit ihnen kochen oder backen, das Fahrrad reparieren, ein Baumhaus bauen oder eine Blume pflanzen, wenn Sie gemeinsam ein Bild malen oder ein Musikstück improvisieren, wenn Sie durch regelmäßige Bewegungen oder tänzerische Aktionen den Körper kräftigen oder einfach zusammen Spaß haben – all das vermittelt den Kindern und Jugendlichen die Überzeugung:

»Ich kann etwas bewirken. Ich kann etwas verändern.« Solche Erfahrungen sind das beste Mittel gegen das Gefühl der Ohnmacht und Hilflosigkeit, weil sich auf diese Weise kein Selbstbild entwickeln kann, in dem die Kinder und Jugendlichen sich als unwirksam bewerten.

Der zweite Bereich betrifft die Beziehungswirksamkeit. Für Kinder ist es wichtig, dass sie wirksam sind im Hinblick auch auf andere Menschen. Das bedeutet nicht, dass wir Erwachsenen alles tun sollen, was die Kinder wollen. Aber wir sollten es ernst nehmen und ihm zuhören, darüber nachdenken und mit ihnen reden, gegebenenfalls mit ihnen streiten. Wir sollten die Kinder nicht übersehen und überhören, sie nicht »abwimmeln«, sie nicht ins Leere gehen lassen. Wenn wir selbst zu genervt sind oder keine Zeit haben, sollten wir den Kindern mitteilen, wann wir Zeit für sie haben und uns ihnen zuwenden können.

> Seien Sie ein Vorbild, stärken Sie das Selbstwertgefühl der Kinder und ermöglichen Sie ihnen Erfahrungen, wirksam zu sein.

Tipp 7 – Achtsam sein

Achtsam sein für ein Kind heißt, zu bemerken und zu respektieren, was sich bei ihm verändert. Würdigen, was ist, bedeutet, den Kindern zuzuhören und ihnen zuzuschauen – nicht gleich mit dem Impuls, etwas zu korrigieren, zu lenken, zu erziehen, sondern erst einmal wahrzunehmen, was ist. Dabei hilft es, die Kinder einige Minuten auf sich wirken zu lassen und zu spüren, wie sie sind, welche Gefühle, welche Atmosphären sie ausstrahlen, wie sie auf Sie wirken.

Das ist immer wichtig und hat auch bei der Bewältigung der Pandemiefolgen besondere Bedeutung. Denn wie schon erwähnt, hat sich durch die Pandemie alles, was vorhanden war, verstärkt. Wer vorher scheu war, wird noch scheuer. Wer ängstlich war, wird noch ängstlicher. Wer seine Gefühle überspielt, wird dies noch stärker tun. Wer Schwierigkeiten hat, sich mit anderen zu verbinden, dem wird es durch die Corona-Erfahrungen noch schwerer fallen. Solche Veränderungen können sich sehr klar und manchmal auch dramatisch bei den Kindern und Jugendlichen zeigen. Oft kommen die Veränderungen schleichend daher und können durch leichte Impulse, wie wir sie in den anderen Tipps beschrieben haben, wieder korrigiert oder rückgängig gemacht werden. Doch um auf diese Veränderungen überhaupt einzugehen, muss man sie bemerken. Dafür ist es entscheidend, immer wieder einmal innezuhalten und nicht gleich auf die Kinder zu reagieren.

Setzen Sie sich nicht selber unter Druck, immer sofort etwas tun zu müssen! Innehalten, hinspüren, achtsam sein – das hilft!

Sieben Tipps, was Sie für sich selbst tun können

Die Pandemie hat auch Folgen für Eltern und andere Erziehende, seelische und soziale. Auch Lehrerinnen und Erzieher, Therapeutinnen und Sozialarbeiter haben in der Pandemie gelitten. Auch sie spüren die Folgen der Corona-Zeit. Welche Folgen das sind und wie man damit umgehen kann, ist nicht Thema dieses Buches. Ausführlich darauf einzugehen, würde den Rahmen sprengen. Doch wir haben bereits manches erwähnt, denn vieles, was für Kinder und Jugendliche gilt, gilt auch für Erwachsene. Wir wollen also am Ende unserer Ausführungen die sieben wichtigsten Tipps für Ihre Selbstfürsorge zusammenfassen.

Tipp 1 – Zeit für Übergänge lassen

Gehen Sie nicht davon aus, dass alles wieder wird wie vorher. Zwei Jahre und mehr sind vergangen, ihre Kinder sind älter geworden, auch Sie selbst. Sie haben neue Erfahrungen gemacht und mussten mit der Pandemie umgehen. Wenn Sie geimpft sind, die Pandemie ausläuft und das Corona-Virus zu einem kontrollierbaren Alltagsbegleiter wird, kann das nicht bedeuten: »Gehe zurück auf Los!« Das gibt es nur im Spiel, aber nicht im wahren Leben. Manches wird gleich sein oder wird dem aus der Zeit vor der Pandemie ähneln, doch vieles wird anders sein. Wie die Kinder brauchen auch Sie als Erziehende Übergänge. Sie müssen sich wieder an das Büro gewöhnen, an den Präsenzunterricht, an Berührungen mit Menschen, zu denen Sie zwei Jahre lang Abstand halten mussten und vieles mehr. Vielleicht gehören Sie zu den Menschen, die darauf drängen, all das zu unternehmen, was lange nicht möglich war. Überspringen Sie nicht Ihre Unsicherheiten, lassen Sie sich Zeit! Manche Ihrer Begegnungen und Tätigkeiten werden anders sein als vor der Pandemie – nehmen Sie solche Eindrücke ernst!

Tipp 2 – Soziale Kontakte überprüfen

Die größten Veränderungen während der Pandemiezeit betrafen die sozialen Kontakte. Viele Möglichkeiten, anderen Menschen zu begegnen, haben sich verringert. Manche Freundschaften sind zerbrochen, andere sind eingeschlafen. Wieder andere haben an Bedeutung gewonnen. Es gilt also, mit dem Ausklingen der Pandemie die sozialen Kontakte neu zu justieren. Seien Sie auch da Vorbild für die Kinder und Jugendlichen – und vor allem: Sorgen Sie dabei für sich. Lassen Sie es langsam angehen. Wenn Sie Menschen treffen, denen Sie lange nicht begegnen konnten, überprüfen Sie den Vorgeschmack und besonders den Nachgeschmack der Begegnung. Welche Menschen tun Ihnen gut und welche nicht? Welche Begegnungen wollen Sie fortführen und vertiefen und welche reduzieren?

Wenn Sie Scheu vor den Begegnungen spüren und sich erst langsam wieder herantasten müssen, lassen Sie das zu, sprechen sie mit anderen darüber. Wenn sich Vereinsamung eingeschlichen hat, braucht es Geduld auf dem Weg heraus. Diesen Weg allein zu gehen, ist manchmal schwierig. Aber es hilft, Erfahrungen mit vertrauten Menschen zu teilen und manche Schritte gemeinsam zu gehen. Seien Sie auch darin Vorbild!

Tipp 3 – Gefühle zeigen und teilen

Wir haben mit dem Blick auf die Kinder und Jugendlichen häufig betont, wie wichtig es ist, Gefühle zu zeigen und zu teilen. Ganz gleich, ob Sie Ängste spüren oder Ärger, ob Sie voller Sehnsucht sind oder Schuldgefühle haben, dass Sie während der Pandemiezeit nicht alles so geschafft haben, wie es Ihrem Anspruch entsprach – lassen Sie diese Gefühle zu, sprechen Sie sie aus, teilen Sie sie mit anderen! Sie verbessern damit die Atmosphäre in Ihrer Familie, aber auch im Kollegium oder im Kita-Team. Wenn Angst oder Schuldgefühle nicht gehen wollen, suchen Sie sich Unterstützung! Hartnäckige Gefühle, unter denen Sie leiden, werden Sie nicht einfach aussitzen können. Die Zeit heilt nicht alle Wunden. Professionelle Hilfe ist sinnvoll oder zumindest ein regelmäßiger Austausch mit Menschen, denen Sie vertrauen.

Tipp 4 – Behutsam persönliche Begegnungen entwickeln

Kinder und Jugendliche brauchen in der Kita und in der Schule wieder eine neue Eingewöhnung. Klassen müssen sich wieder neu finden, ebenso wie Freundschaften. Auch Sie als Erwachsene brauchen diese neue Eingewöhnung. Auch Sie können nicht einfach dort fortfahren, wo Sie vor der Pandemie aufgehört haben. Sie müssen Ihre Kinder neu kennenlernen und sich selbst auch. Wer zum Beispiel lange Zeit nur Therapie per Telefon oder Zoom durchgeführt hat, wird sich umstellen und neu einstellen müssen auf persönliche Begegnungen. Auch wenn Teamsitzungen längere Zeit nur online möglich waren, braucht es wieder neue Anläufe zur persönlichen Begegnung. Bei manchen wird diese Umstellung schnell erfolgen, bei anderen langsamer. Seien Sie in jedem Fall achtsam und behutsam!

Tipp 5 – Ihren Weg des Stressabbaus finden

Die Pandemiezeit war eine Zeit des Stresses. Eltern, die sich um ihre Kinder kümmerten, viele Erzieherinnen und Lehrer, die sich um die einzelnen Kinder und ihre Klassen bemühten, haben Großartiges geleistet. Das führt zur Erschöpfung. Diese gilt es ernst zu nehmen.

Gegen Erschöpfung hilft sicherlich ein möglichst langer Urlaub. Doch mindestens genauso wichtig sind die kleinen Pausen, die kleinen Entspannungen. Welche Musik hören Sie gern und was entspannt Sie? An welchen Orten in Ihrer Wohnung oder im Garten und bei welchen Spaziergängen können Sie Stress abbauen? Sind Sie eher ein Mensch, der für den Stressabbau Ruhe braucht, oder eher jemand, der aktiv gegen den Stress vorgeht und ihn verwandelt, zum Beispiel durch Joggen, Gartenarbeit, kreative Aktivitäten, Fahrradfahren und anderes mehr? Nehmen Sie Ihre Wünsche und Impulse ernst!

Tipp 6 – Den Alltag genießen

Entdecken Sie den Alltag neu und genießen Sie ihn. Insbesondere Alltagsbegegnungen waren in der Corona-Zeit sehr eingeschränkt. Wie wichtig diese sind, haben viele Menschen erst dadurch gemerkt, dass sie sie kaum noch leben konnten. Das Schwätzchen mit dem Nachbarn, ohne auf Abstand achten zu müssen, die Grüße und Blickkontakte auf dem Wochenmarkt, die Umarmung beim Geburtstag der Kollegin, der Einkaufsbummel mit der Tochter … Viele solcher Alltagserfahrungen sind kostbar, weil sie unsere Zugehörigkeit spürbar werden lassen und vertiefen. Es ist ein Unterschied, ob ich über den Wochenmarkt hetze, um noch schnell etwas einzukaufen, oder ob ich mir Zeit nehme und den Einkauf und die damit verbundenen Begegnungen genieße. Geben Sie solchen Alltagserfahrungen wieder mehr Raum!

Tipp 7 – Wirksamkeit erfahren

In der Pandemiezeit hatten Sie wenig Kontrolle darüber, was möglich war. Einschränkungen im Alltag und im beruflichen Umfeld waren gang und gäbe, wurden nicht von Ihnen, sondern von den Verordnungen zur Pandemiebekämpfung bestimmt. Manche Erfahrungen der Unwirksamkeit und des Kontrollverlustes führen nach unseren Beobachtungen zu einer Verringerung des Selbstwertgefühls. Vielleicht ist das bei Ihnen kaum spürbar. Nehmen Sie aber die Erfahrungen der Unwirksamkeit ernst. Schauen Sie danach, wo Sie jetzt wirksam sind. Sowohl was materielle Dinge betrifft, die Sie bearbeiten können, aber vor allem auch in Beziehungen zu anderen Menschen. Wer hört Ihnen zu? Wer nimmt Sie ernst? Beziehungswirksamkeit bedeutet aber nicht, dass andere zu allem Ja sagen, sondern auch, dass sie mit Ihnen streiten, respektvoll und würdigend. Auch Reibung schafft Wärme. Das gilt für die Beziehung zwischen Kindern und Erwachsenen ebenso wie für die Beziehungen der Erwachsenen untereinander. Respektvolle Begegnungen stärken das Selbstwertgefühl. Fragen Sie sich, welche Menschen Sie stärken und was Ihnen guttut. Nutzen Sie alle Chancen, um Ihr Selbstwertgefühl zu pflegen und zu stärken!

Anhang

Ein Blick auf die Studien

Wir haben uns in diesem Buch immer wieder auf Studien bezogen, die während der Corona-Pandemie erhoben wurden. Untersuchungen zu den psychischen Folgen der Pandemie für Kinder und Jugendliche, die besonders deren Gefühlslage untersuchen und abbilden. Im Folgenden wollen wir einige dieser Studien noch einmal zusammenfassen und auf weitere hinweisen.

COPSY-Studie des Universitätsklinikums Hamburg-Eppendorf
Ergebnisse der Langzeituntersuchung unter der Leitung des Universitätsklinikums Hamburg-Eppendorf zu den psychischen Folgen der Corona-Pandemie: Mehr als zwei von drei Kindern fühlten sich bereits zu Beginn der Pandemie im Frühjahr 2020 durch die Pandemie belastet. Um den Jahreswechsel 2020/2021 war ihr Anteil weiter angestiegen: In einer zweiten Befragung gaben nun 83 % der 7- bis 17-Jährigen an, dass sie sich durch die Pandemie belastet fühlten. Die Ergebnisse im Einzelnen: Ihre *gesundheitliche Lebensqualität* empfanden Kinder und Jugendliche vor der Pandemie mit 15,3 % als niedrig, 68,1 % als normal und 16,6 % als hoch. Während der ersten Welle der Pandemie änderte sich das Bild: Niedrig empfanden ihre Lebensqualität im Befragungszeitraum Mai/Juni 2020 jetzt 40,2 %, 54 % waren damit noch zufrieden und 5,8 % empfanden sie immer noch als hoch. Im Dezember 2020/Januar 2021 veränderte sich das Ergebnis der Befragung noch einmal: 47,7 % gaben jetzt an, dass ihre gesundheitliche Lebensqualität niedrig sei, die anderen, also etwas mehr als die Hälfte, blieben diesbezüglich zufrieden.

Befragt nach ihren *seelischen Belastungen* gaben vor der Pandemie 16,4 % emotionale Probleme an, im Mai/Juni 2020 waren es 20,9 % und im Dezember 2020/Januar 2021 bereits 37 %. Verhaltensprobleme stiegen im selben Zeitraum von 13,1 % der Befragten vor der Pandemie auf etwa 19 % an, Hyperaktivität von 12,8 % auf etwa 20 %, Probleme mit Gleichaltrigen nahmen von 11,4 % auf 26,5 % zu. Besonders häufig waren Angststörungen, die um mehr als das Doppelte von 14,9 % vor der Pandemie auf 31 % am Anfang des Jahres 2021 zunahmen.

Insgesamt zeigt die Studie, dass etwa ein Fünftel der Kinder und Jugendlichen schon vor der Pandemie seelische Probleme hatte, diese jedoch während der Pandemie deutlich anstiegen, insbesondere, was die Angststörungen betrifft.

Ähnliche Steigerungen ergeben sich auch für psychosomatische Beschwerden: Bauchschmerzen gaben vor der Pandemie 21,3 % und zu Beginn des Jahres 2021 36,4 % der Befragten an. Das Gefühl von Niedergeschlagenheit verdoppelte sich fast, nämlich von 23,0 % vor der Pandemie auf 43,4 %.

Studie: http://www.copsy-studie.de

Studie der Universität Krems und der Medizinischen Universität Wien

Angaben von 3000 Jugendlichen zwischen 14 und 20 Jahren. Die Studie wurde im März 2021 veröffentlicht.

Insgesamt zeigte die Studie, dass Mädchen häufiger belastet waren als Jungen. Unter Depressionen litten 61,7 % der Mädchen, bei den Jungen waren es 35,6 %. Angststörungen gaben 52,4 % der Mädchen und 31,9 % der Jungen an. Unter Schlafstörungen litten 25,8 % der Mädchen und 14,6 % der Jungen. Essstörungen gaben 64,2 % der Mädchen an, 47,5 % der Jungen.

Besonders alarmierend ist das Ergebnis in Hinsicht auf die Suizidgefährdung von Jugendlichen: 16 % der 14- bis 24-Jährigen hatten Suizidgedanken. 9 % von ihnen berichteten von täglichen Suizidgedanken, weitere 7 % denken öfter als die Hälfte der Woche über Suizid nach.

Einen deutlichen Zusammenhang zeigt die Studie zwischen dem seelischen Wohlbefinden und der täglichen Nutzungsdauer von Smartphones. Vergleichszahlen aus 2018 erwiesen, dass Jugendliche während der Corona-Krise deutlich mehr Zeit am Smartphone verbringen. Gleichzeitig zeigen sich bei denjenigen mit einer hohen Nutzungsdauer stärker ausgeprägte Anzeichen seelischer Erkrankungen. Unter anderem offenbart eine Mehrheit der Jugendlichen, die fünf Stunden am Tag oder länger ihr Smartphone benutzen, Anzeichen für eine Depression.
Studie: https://ssrn.com/abstract=3795639

Studie der Bertelsmann Stiftung
Forschungsverbund der Universitäten Hildesheim und Frankfurt
Angaben von etwa 13 500 jungen Menschen zwischen 15 und 30 Jahren. Die erste Onlinebefragung, an der 5520 Personen teilnahmen, fand im April und Mai 2020 statt. Im November 2020 folgte eine zweite Befragung unter 7038 Personen.

Zu den zentralen Ergebnissen der Studie gehört die Erkenntnis, dass viele junge Menschen sich nicht ausreichend wahrgenommen fühlten: 34 % gaben an, dass ihre Sorgen eher nicht oder gar nicht gehört werden. Die Autoren der Studie vermuten, dass dies zu einer hohen Belastung in dieser Altersgruppe geführt hat: »Die Jugendlichen und jungen Erwachsenen fühlen sich übergangen, schlecht informiert und ohnmächtig. Das verstärkt ihr Gefühl, belastet und einsam zu sein, und macht Angst um die eigene Zukunft.«

Eine bedeutende Rolle spielen bei der psychischen Belastung, dass jede oder jeder Dritte während der Pandemie unter Geldsorgen litt und jede oder jeder Vierte einen Ort zum »Abhängen« vermisst hat. In genauen Zahlen stellt sich das Ergebnis folgendermaßen dar:

34,9 % hatte während der Pandemie größere finanzielle Sorgen. 55,9 % fühlten sich dadurch belastet oder eher belastet, 46,6 % einsam oder eher einsam, und Angst vor der Zukunft hatten unter denen, die sich besonders häufig Gedanken um ihre finanzielle Zukunft machen, 62,4 %, also deutlich mehr als die Hälfte. Aber auch diejenigen, die keine finanziellen Sorgen hatten, fühlten sich zu etwa einem Drittel

belastet und einsam oder hatten Angst vor der Zukunft. Etwa ein Viertel der Befragten gab an, während der Pandemie keinen Ort zum »Abhängen« gefunden zu haben. Mehr als die Hälfte, nämlich 56,2% fühlte sich dadurch einsam oder eher einsam. Die Teilnahme an organisierten Freizeitangeboten ging erwartungsgemäß stark zurück.
Quelle: https://deutsches-schulportal.de/bildungswesen/wie-die-corona-pandemie-kinder-und-jugendliche-belastet
Studie: https://www.bertelsmann-stiftung.de/de/publikationen/publikation/did/das-leben-von-jungen-menschen-in-der-corona-pandemie-1

Studie des Ifo-Instituts

Studien des Ifo-Instituts bei einer Onlinebefragung von mehr als 2 000 Eltern während der dritten Welle der Pandemie zeigen, dass im Jahr 2021 mehr als die Hälfte aller Kinder und Jugendlichen die Schulschließungen als große psychische Belastung empfanden, 12% mehr als noch ein Jahr zuvor. Über die Zeit des Lernens im Distanzunterricht hinaus verbrachten die Kinder und Jugendlichen im Durchschnitt insgesamt 4,6 Stunden pro Tag am Computer.
Quelle: https://www.zeit.de/gesellschaft/schule/2021-04/schule-schueler-corona-psychische-gesundheit-homeschooling-statistik
Onlinebefragung: https://www.ifo.de/node/63763

Studie der Pronova BKK

Erhebungszeitraum März bis April 2021.
Ergebnisse der repräsentativen Studie »Generation Corona« der Pronova BKK, für die 1 000 junge Menschen im Alter von 16 bis 29 Jahren online befragt wurden: 56% der unter 30-Jährigen fühlen sich seit Beginn der Pandemie häufig einsam. Fast ebenso viele sind besorgt, ihren Freundeskreis durch eingeschränkte Kontakte zu verlieren.

64% der unter 30-Jährigen finden ihr Leben derzeit schlechter als noch vor 12 bis 14 Monaten. Frauen und Mädchen leiden stärker unter der Pandemie – für 71 %hat sich das Leben negativ verändert, bei den jungen Männern sind es 58%. Unterschiede bestehen auch in den

Altersgruppen: Unter den 16- bis 19-Jährigen sind 81 % überzeugt, dass sich ihr Leben stark verschlechtert hat.

51 % der unter 30-Jährigen gehen davon aus, durch die Pandemie Nachteile im Berufsleben zu haben. Ebenso viele befürchten, dass die während der Pandemie gemachten Abschlüsse nicht so anerkannt werden wie die vorherigen. Erkenntnisse wie diese nehmen jungen Menschen die Vorfreude auf die Zukunft.

Quelle und weitere Details: https://www.pronovabkk.de/presse/pressemitteilungen

Repräsentative Umfrage des Meinungsforschungsinstituts Civey im Auftrag der AOK Baden-Württemberg

Erhebungszeitraum März 2021.

55,9 % der Studierenden fühlen sich durch die Pandemie stark belastet. Sie leiden öfter unter den Kontaktbeschränkungen, fühlen sich am häufigsten antriebslos, einsam und müde und erleben auch die eingeschränkten Reisemöglichkeiten als belastender. Während quer durch die Bevölkerung 7,5 % angaben, psychologische Hilfe in Anspruch genommen zu haben, sind es bei den Studierenden nur 1,2 %. Jeder vierte Studierende hat Angst um seine Zukunft, 42 % leiden unter Einsamkeit.

Quelle: https://aok-bw-presse.de/ressorts/lesen/studierende-leiden-unter-lockdown.html

Beiträge aus der Tagespresse

»Mein 1. Schuljahr«, ZEIT Online, 15. 07. 2021.
https://www.zeit.de/2021/29/schule-corona-erstklaessler-homeschooling-grundschule-leipzig

»Sorgenkinder. Nach einem Jahr Pandemie zeigt sich, wie stark viele Kinder und Jugendliche belastet sind. Drei Experten berichten«, ZEIT Online, 04. 02. 2021.
https://www.zeit.de/2021/06/kinder-corona-psychologie-depression-belastung-konzentration

»Statistik: Deutlich mehr häusliche Gewalt in der Corona-Krise« RND, 09. 05. 2021.
https://www.rnd.de/panorama/statistik-deutlich-mehr-haeusliche-gewalt-in-der-corona-krise-HV4CJGQBQPFGWW45G7HPAHFYL4.html

»Studium in der Corona-Krise. Studieren am Limit«, ZEIT Campus, 07. 05. 2021.
https://www.zeit.de/campus/2021-05/studium-corona-krise-lockdown-online-vorlesung-soziale-kontakte

»Kinder tragen die Hauptlast der Corona-Krise«, FAZ.net, 28. 05. 2021.
https://www.faz.net/aktuell/rhein-main/world-vision-kinder-tragen-hauptlast-der-corona-krise-17315125.html

»Wie belastet die Corona-Pandemie Kinder und Jugendliche psychisch?«, Bundesministerium für Bildung und Forschung, 25. 03. 2021.
https://www.bmbf.de/bmbf/shareddocs/kurzmeldungen/de/wie-belastet-die-corona-pandem-nder-und-jugendliche-psychisch.html

»Corona-Folgen. Wenn Verbote auf die Seele schlagen«, Süddeutsche Zeitung, 19. 05. 2021.
https://www.sueddeutsche.de/wissen/corona-lockdown-psyche-kinder-jugendliche-krankheiten-1.5297873

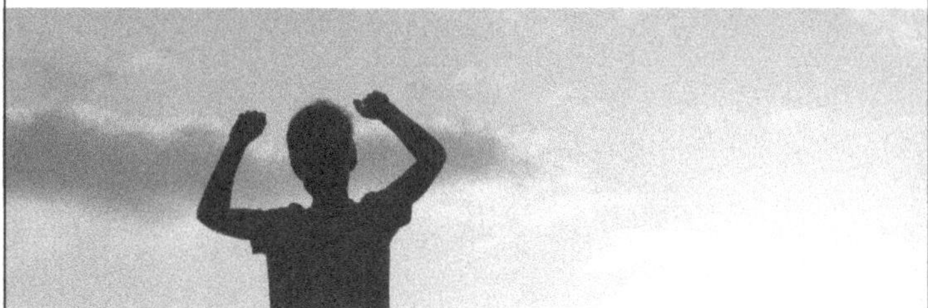

Kinder Würde

In der Allianz „KinderWürde“ haben sich Organisationen zusammengeschlossen, die dafür eintreten, dass in Erziehung, Pädagogik, Sozialpädagogik und Therapie die Würde der Kinder (und der Erwachsenen) geachtet und die Beziehung zwischen Kindern und Erwachsenen gewürdigt wird.

Hier erhalten Sie nähere Informationen:

ISI — *www.soziale-innovationen.de*

Zukunftswerkstatt *therapie kreativ* — *www.zukunftswerkstatt-tk.de*

www.paedagogisches-institut-berlin.de

SEMNOS Bücher · die verändern — *www.semnos.de*

Info & Newsletter: KinderWürde.de
Blog: Kinder-und-Würde.de

Udo Baer

Die Weisheit der Kinder

Wie sie fühlen, denken und sich mitteilen

173 Seiten, broschiert. ISBN 978-3-608-86122-8

Warum spielen Kinder Verstecken? Warum lassen die Kleinen so oft den Löffel fallen? Und was bedeutet es, wenn manche Kinder nicht spielen können? Dem erfahrenen Pädagogen Udo Baer gelingt es, die Verhaltensweisen und Äußerungsformen von Kindern aller Altersstufen aus ihrer Perspektive zu entschlüsseln und den unbewussten Sinn darin deutlich zu machen. Das betrifft die verschiedensten Aspekte kindlichen Erlebens: die alltäglichen Lebensäußerungen, wie sie sich in Spielen und typischen Vorlieben oder Ablehnungen von Kindern äußern, und auch die besonderen Verhaltensweisen, die auf schwierige Lebensumstände antworten. Die »Weisheit der Kinder« zeigt sich überall, wenn Eltern und Erzieher sie richtig zu deuten wissen und sensibel darauf eingehen. Wie das gelingt, zeigen die im Buch enthaltenen »Empfehlungen für liebende Eltern«.